中华文脉
SINIC CONTEXT

从 中 原 到 中 国

王战营 / 主编

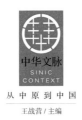

中华文脉
SINIC CONTEXT

从 中 原 到 中 国

王战营 / 主编

生生之道

中医五千年

王新陆　主编

中原出版传媒集团
中原传媒股份公司

河南科学技术出版社

图书在版编目（CIP）数据

生生之道：中医五千年 / 王新陆主编. —郑州：河南科学技术出版社，2024.3

（中华文脉：从中原到中国）

ISBN 978-7-5725-1018-2

Ⅰ.①生… Ⅱ.①王… Ⅲ.①中国医药学—医学史

Ⅳ.① R-092

中国国家版本馆 CIP 数据核字（2023）第 044535 号

出版发行：河南科学技术出版社

　　　　　地址：郑州市郑东新区祥盛街 27 号　　邮编：450016

　　　　　电话：（0371）65788613　65788686

　　　　　网址：www.hnstp.cn

出 版 人：乔　辉

选题策划：冯俊杰

责任编辑：冯俊杰

责任校对：李振方

封面设计：张　伟

责任印制：徐海东

印　　刷：河南新华印刷集团有限公司

经　　销：全国新华书店

开　　本：720 mm×1 020mm　1/16　印张：15　字数：225 千字

版　　次：2024 年 3 月第 1 版　　2024 年 3 月第 1 次印刷

定　　价：78.00 元

前言

这是一部关于中医的书。

中医，是中华民族创立并长期应用的医学体系，体现的是中华民族关于生命健康的智慧。中医可追溯的历史有五千多年，而且是连续发展的，从未间断，堪称世界医学史上的奇迹。

无论什么医学，面对的都是人的宝贵生命，重点在于解决生命过程中的疾病问题，从而维护生命健康。当前，我国的医学有中医与西医两大类别，但二者有着根本差异：西医着眼于对生命本质的深入分析，重点在有形层面探究生命与疾病的实质；中医着眼于对生命规律的整体把握，重点在从功能层面认知生命与疾病的变化。因此，两类医学在思想、理论、方法上均存在着明显不同。因为生命之谜至今并未从根本上得以揭示，所以这两类医学对生命与疾病的探索，各具意义，各有短长，很难以高低上下论之。

中医对生命的认知与中国传统文化一脉相承。中国古代哲学认为，气是构成天地间万物的本源，人的生命也不例外。人与自然万物同禀一气，皆由天地之气交合孕育而生。如《庄子·知北游》说："人之生，气之聚也。聚则为生，散则为死……通天下一气耳。"《黄帝内经》则说："人以天地之气生，四时之法成。"生命以有形的躯体为载体，每时每刻都在变化和演进，生命状态表现为"形与神俱"。中医正是在这种生命观的基础上，建立起自己的理论体系，其突出特点是强调人与天地的整体性，人的生命能保持与天地息息相通，即所谓的"生气通天"。生命保持与天地相通的状态，即"天人合一"，便意味着生命活动在延续。若形神分离，天人相隔，则意味着生命活动的终结。这是中医理论与实践的根本。

所谓疾病，是生命过程中出现的异常状态。中医将正常生命状态下的人视为"平人"，疾病造成的是生命状态的"偏"。中医治病则是对偏离正常状态的调整与纠正，即所谓"补偏救弊"，而非与疾病的对抗，直接针对身体内部病理改变而进行治疗。因此，中医治病有扶正祛邪、治病求本等原则，采取辨证论治的方法，无论使用针刺还是方药，都是针对疾病状态的调整，最终达到"以平为期"的目的。中医的思想理念，充分体现了中医学以人为本、以生命为本的基本特征。

中医学的形成与发展，离不开中国传统文化思想的深刻影响。经过长期实践，中华先民创造并累积了大量关于疾病的经验、知识和治病方法，在先秦诸子百家思想的影响下，逐步实现了理论化，并发展成中医特有的理论和学说。中医理论体系框架早在两汉时期即已建立，其标志是《黄帝内经》《难经》《伤寒杂病论》《神农本草经》等经典著作的成书。之后，中医便在此基础上不断发展、丰富和完善，形成系统、完整的理论与实践，并绵延至今。中医不仅有效保障了中华民族的生命健康，而且对全人类做出了突出贡献。这是值得我们珍视和自豪的！

本书试图从历史的角度，以时间为线索，大致勾勒出中医形成、发展、变化的历史画卷。全书以著名医家、重要医籍、重大医事串联出中医发展的历史轨迹，以展示中医的基本特点，展现中医的伟大成就。

本书将中医发展的历史大致分为医疗肇始、医道建立、医脉传承、医儒交融、医派纷呈、医学大成、医汇中西、医道复兴八个阶段。在叙述过程中，注重知识性、可读性、趣味性，不作繁琐的文献征引与考证。

中国的传统学问以"道"为最高境界，所以医学也以"医道"为尊。医道，不仅仅是治病技术，更是思想智慧，是中华民族的生命之道。《黄帝内经》

说:"道上知天文,下知地理,中知人事,可以长久,以教众庶,亦不疑殆。医道论篇,可传后世,可以为宝。"可见医道乃通天彻地的大学问、大智慧。这是本书取名"生生之道"的缘由之一。此外,《汉书·艺文志》称:"方技者,皆生生之具。"方技是古代医药养生的总称,目的在于保障生命活动生生不已。方技的核心内容为中医,这是本书取名"生生之道"的缘由之二。

中华医道,源远流长;万民健康,生生不息。

编者

二〇二三年七月

目 录

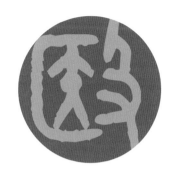

第一章
医疗肇始

自从有了人类，病痛便如影随形，自然就有了缓解病痛、维护健康的需求。人类之始，也是疾病之始、医疗之始。医学伴着人类而产生，随着文明进步而发展。

在中国，医疗活动与中华文明同步，而且是从生存的基本需求——衣、食、住、行展开的。

有关中华民族文明起源的传说，大多涉及有巢氏、燧人氏、伏羲氏、神农氏和轩辕氏几个重要人物。自古以来，人们普遍认为，这些人文始祖，同时也是我国医学的创始人。

有巢氏时代相当于原始社会前期。当时人们手执木棒和粗糙的石制工具，依靠集体的智慧和力量，采集果实，猎取野兽，维持生活。为了保护自己，躲避风雨和野兽的侵袭，人们夏天构木巢居在树上，冬天则穴居在山洞里，从而有了最原始的保健活动。

继有巢氏时代之后，我国社会进入燧人氏时代。那时，燧人氏发明了钻木取火。人工取火是人类的一大进步，它不仅成为防止野兽侵袭和征服自然的有力武器，而且扩大了食物的种类和来源，使生食变成了熟食，大大减少了肠胃病的发生，并促进了大脑的发育和生理的进化，明显提高了健康水平。同时，人们在围火取暖时，偶然发现用烧热的石块或砂土局部烫熨，可以消除某些病痛，于是发明了热熨法，后来在此基础上创造了艾灸法。

燧人氏时代之后，我国社会进入伏羲氏时代。随着人们对采集、狩猎和捕鱼工具的改进，男女有了分工，于是"伏羲氏教民嫁娶"，人类开始从群婚制过渡到对偶婚制，从而促进了人类的健康繁衍。此时，人们还发明了用砭石、骨针等刺破痈疡或治疗疼痛的方法，砭石、骨针等不仅成为我国最早的手术器械，这些治疗方法也是我国针刺疗法的起源，故有"伏羲制九针"的传说。

伏羲氏时代后期，随着农业和畜牧业的发展，人们逐渐由游牧生活转变为定居生活，社会进入神农氏时代。这时，人们开始对周围的植物和动物进行较为细致的研究，以便作为食物来源及种植饲养的对象。在这些活动中，人们还发现某些植物或动物能够缓解身体的病痛。当人们开始主动利用这些动植物时，它们便成为最早的药物。"神农尝百草"的传说，实际就是对药物起源的加工演绎。这一时期，人们还发明了制陶技术，为中药汤剂治病奠定了基础。

神农氏时代之后，我国社会进入黄帝时代。这时，生产力得到了进一步发展，工具制造更加精巧。据传，这时的人们已经可以建筑房屋，制造车船，养蚕织布，缝制衣服，还发明了原始的文字和历法。医药知识也日渐丰富，已经掌握了某些疾病的病因、症状和治疗方法，对人体内部结构也有所了解，因而有"黄帝、岐伯论医道"的传说，也是中医别称"岐黄"的缘由。

外伤，是危害原始人类生命安全的主要问题之一。因证据不足，我们很难推断先民是如何对待像擦伤、流血、骨折等伤痛的。但是，山东省广饶县傅家大汶口文化遗址中"颅骨开窗术"的发现，将中国开颅手术的时间追溯到5000多年前。遗址中墓主颅骨缺损，系开颅手术所致，缺损处边缘的断面呈光滑均匀的圆弧状，应是手术后墓主长期存活、骨组织修复的结果。

这一发现让我们对先祖高超的外科手术与创伤护理水平有了更为广阔的想象空间。

考古学研究成果表明，大约四五千年前，人们已学会了立表测影，并据此确定空间和时间，这表明原始的历法已经产生。先民在掌握农作物生长与天时关系的同时，开始了对人体生理、病理与天地自然关系的观察，这就是"天人相应"观念的雏形。

公元前21世纪，夏王朝建立，我国开始进入奴隶社会。其后的1000多年时间，是中华文明形成的重要时期。我们能见到的最早的成熟汉字——甲骨文，是商朝晚期王室用于占卜记事而在龟甲或兽骨上契刻的文字，上面有关人体、疾病的卜辞，在一定程度上体现出商代对人体、生命和疾病的认识，是医学史研究的重要史料。

西周时期，手工业生产种类多、分工细，有"百工"之称。"医"逐渐从早期的医巫杂糅中分离出来，成为独立的职业。在《周礼》中，"医"和"巫"各有所司，二者已经有了明确的分工。当时的医分为食医、疾医、疡医、兽医四科。其中，食医指导王室贵族的四时饮食搭配，疾医相当于内科医生，疡医相当于外科与骨伤科医生，兽医专门掌管牲畜疾病的治疗。

随着生产生活实践经验的积累，人们对药物的认识也在逐渐发展，药物的品种不断扩大，对药性、药效的认识越来越深入，用法也更加多样化。先秦文献《周礼》《诗经》《山海经》（少部分为汉初作品）等书中，就记载有不少与药物相关的资料。

酿酒技术的进步，使酒广泛用于社会生活之中，并成为治疗病痛的重要材料。酒，不仅作为独立的药物使用，还与其他药物共用，以药之功，借酒之力，从而达到最佳的治疗效果，故《汉书》称"酒，百药之长"。

随着药物知识的丰富，人们开始探索多种药物的组合应用。传说商代的伊尹开创了将几种药物混合煎煮，制成"汤液"服用的方法。"伊尹创汤液"，代表着中医由用"药"治病到用"方"治病的转变，开启了辨证论治、随证调方的先河，这是中医历史进程中的重要飞跃。

伏羲制九针

伏羲是传说中的中华人文始祖，被奉为"三皇之首""百王之先"。在古籍的记载中，伏羲的贡献很多，他曾经教民结绳成网，从事渔猎畜牧，制定历法、节气，绘八卦，制嫁娶，创音乐，等等，是中华文明早期的开创者之一。

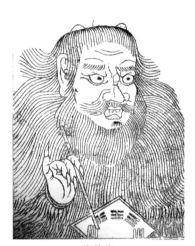

伏羲像

晋代皇甫谧在《帝王世纪》中说伏羲创制了九针，开启了针刺法的源头。

"九针"，指的是九种大小、形制不同的治疗工具。对此，在《灵枢》中有明确的记载：

第一种叫镵针，用来浅刺，泻除肌表的热邪；

第二种叫圆针，用来按摩分肉（肌肉）；

第三种鍉针，用来按摩经脉，流通气血，而不深陷于皮肤之内；

第四种叫锋针，用来治疗顽固性疾病；

第五种叫铍针，用来刺破痈疡，排脓放血；

第六种叫圆利针，针身略粗，用来治疗急性病症；

第七种叫毫针，可以轻缓地刺入皮肤，轻微地提插，能够充实正气，消散邪气；

第八种叫长针，可以治久病不愈的痹痛；

第九种叫大针，用来泻除关节中的积水。

从《灵枢》的描述中可以看出，这九种医疗工具的形态各不相同，有长有短，有的圆钝，有的锋利，适用的疾病也不相同，要根据病证来选用合适的"针"。虽然它们都以"针"来命名，但"九针"显然不只是针刺的工具，像针端圆钝的圆针是用于按摩的"按摩器"，形如宝剑的铍针是用于切开排脓的"手术刀"，细如蚊虫口器的毫针是类似于今天的"针灸针"。

据专家考证，伏羲大约生活于旧石器时代向新石器时代过渡的初期，人工冶炼金属还没有出现，这时虽然应用砭石，有了"九针"的雏形，但他不大可能真正发明由金属制成的"九针"。

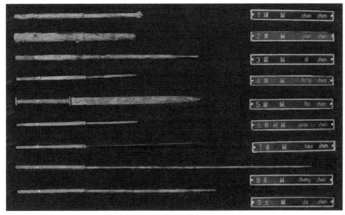

九针

如果要追溯"九针"的起源，那要回溯到数万年乃至数十万年前的旧石器时代。当时的人们发现，人的身体表面有一些凹陷的点，按压会产生酸痛的感觉。当关节、肌肉、头部疼痛时，会下意识地揉按，当按压某些点特别是凹陷的点时，疼痛会减轻。比如，当我们头痛时，会自然地按揉太阳穴。这是一种本能，慢慢地积累为经验。

或者，原始人在生活中偶然被一些尖硬器物，如尖石、荆棘等触碰了体表某个部位，会发生意想不到的疼痛减轻的现象。类似情形多次出现时，人们便有可能用一些石块来刺激身体的某些部位，用来减轻病痛。这些身体的特殊部位，逐渐被归纳、总结，成为后世所说的"穴位"。

另外，原始人类因为生活环境恶劣，可能会经常发生皮肤化脓性感染类的疾病，像疮、疖、痈、疽等，在成脓期是非常痛苦的。如果这些脓肿恰巧被荆棘或尖石刺破，脓液排出，疼痛会迅速消减，伤口也会很快愈合，这种现象会让人们感到神奇并反复尝试，成为经验，代代相传。

当人们开始用石块、贝壳、树枝等，有意识地来按压、刺激身体的某些部位，以减缓病痛；当人们尝试着用尖锐的石块、锋利的贝壳切开疮疡排脓时，"以石治病"的方法就开始了，治疗疾病的"砭石"也就出现了。随着人们"以石治病"经验的增加，砭石的形状也开始趋于多样化，成就为后来"九针"的原型。

新石器时代，人们学会了用动物骨骼、野生竹子和陶土做成针具，质地也比石针更光滑细致。

随着冶炼技术的提高，逐渐出现了做工精致的金属针具。商周时代，针具已由石针、骨针、竹针逐步发展成为青铜针。至秦汉时期，随着铁器的出现与普及，又出现了铁针，之后金针、银针等也相继出现。"针"字，古时曾写作"箴""鍼"，就体现了竹针、金属针形制上的变化。而"九针"发展的另一个方向——手术刀，也越来越精细化、多样化。

"伏羲制九针"是个古老的传说，但九针，确实是针刺器具雏形的代表，也是用于外科手术的开端。

神农尝百草

"神农尝百草"是一个家喻户晓的古老传说。

上古之时，人们过着茹毛饮血的日子，靠采集野果、捕捉猎物为生。这种生活没有稳定的食物来源，缺少保障，人们难免会饥一顿、饱一顿，忍饥挨饿时常发生。如果不小心误食了有毒的东西，更是会对身体造成较大伤害，甚至会昏迷、死亡。再加上人们经常生吃采集到的植物、捕获的螺蚌之类食物，又很容易得脾胃方面的疾病。

神农看到这种情况，心生怜悯。他用自己的智慧，教导人民根据土地的不同情况，播种五谷，这就是传说中原始农业的起源。另外，神农还亲自去尝各种植物的滋味以及水泉的甘苦，分辨有毒无毒，再传授给人民，使他们能够避开危险。

据传，神农因为尝百草，曾在一天内遇到"七十毒"。幸亏他天赋异禀，生就一副"水晶肚肠"，肚腹是透明的，在外面可以清楚地看到脏腑的情况。所以他能够知道毒草伤到了哪个部位，便于及时救治。但神农最后还是在南巡之时，由于误尝了断肠草，毒性发作太快，来不及解毒就肠道寸断而死。

数千年来，神农为了民众健康九死不悔的牺牲精神和博大品格一直为后人所传颂。

神农，生活在距今大约五六千年前，是上古时期姜姓部落的首领。这一时期，大约是原始社会从采集、渔猎发展到农耕的转折阶段。

实际上，在我们早期史书的记载中，除了神农以外，还有伏羲尝百药、黄帝让岐伯尝草木的传说。只不过，这些传说以神农的故事流传最为广泛，神农作为农业和药物开创者的形象早已深入人心。

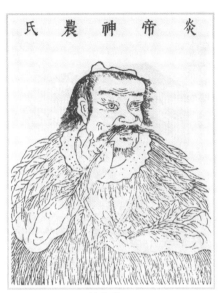

神农像

传说的创作都是以现实为依据的，神农、伏羲、岐伯的"尝"，既可作"品尝"理解，又可作"尝试"理解，真实地反映出我们的先民对药物的认识和探索过程。

"神农尝百草"一开始是为了寻找食物，想知道哪些能吃、哪些不能吃。在这个过程中，食用了未知的野果、种子、根茎，有时会出现恶心呕吐，有时会出现腹痛腹泻，有时会出现眩晕头痛，甚至会发生昏迷和死亡。

当然，有时也会因为吃了某些植物，使原有的恶心呕吐、腹痛腹泻、眩晕头痛等症状减轻了。一开始这些现象是极其偶然的，可能不被关注的，但在多次发生后，就逐渐被人们所认识，知道有些植物能够缓解呕吐，有些能够治疗腹泻，有些能够平息眩晕，等等，并作为经验积累起来，代代相传。

就这样，经过无数次的尝味和尝试，通过舌头的品尝、身体的感受，人们积累了一些植物药知识，以及对动物药、矿物药的认识。人们也逐渐开始关注疾病现象，并尝试探索自然草木的习性，尝试用自然界的植物、动物、矿物质治疗疾病，这就是药物学的起源。

以神农为代表的一代又一代先民认识了众多药物的有毒、无毒，知晓了酸、苦、甘、辛、咸五味的特点，总结和积累了药物学的知识。这是个极其漫长而艰辛的过程。

神农时代医学先驱的探索和牺牲精神对后世产生了深远影响，于是我国最早的药物学专著《神农本草经》就冠以神农之名，以溯本求源，表达对先祖的崇敬。

神奇开颅术

1995 年，在山东省广饶县傅家大汶口文化遗址发掘出土的一具尸骨引起了世人的瞩目。

墓主人为成年男性，年龄在 35 岁至 45 岁，距今 5000 年以上。让人震惊的是，其颅骨上有一个近圆形的缺损，圆洞周围有明显的刮削痕迹。据专家考证，应当是墓主人生前施行开颅手术时留下的。5000 年以前的开颅术！即使是在今天，开颅也还是难度很高的外科手术。

更不可思议的是，研究人员用 X 线摄片、螺旋 CT 扫描及三维成像等手段，从多个不同角度进行分析研究，发现颅骨缺损的边缘，内板和外板已经很好地融合了。这说明手术是成功的，术后病人至少又存活了两年时间。

这被称为我国发现最早的成功的"颅骨开窗术"，该颅骨现藏于山东博物馆。

为什么要在颅骨上开一个"窗"？在缺少金属工具的石器时代，仅仅用简易、粗

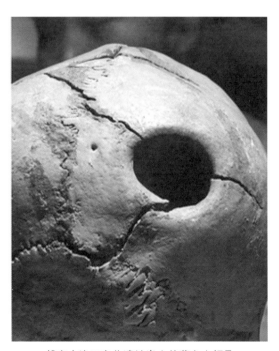

傅家大汶口文化遗址出土的墓主人颅骨

糙的石器或骨器，是如何在坚硬的颅骨上开出一个洞的？在缺少止痛、输血和抗感染措施的原始时代，病人又是如何扛过手术的疼痛、大量的失血，以及术后感染，而顽强地存活下来的？这些，至今仍是未解之谜。

我们只能推测，或许是因为原始人对疾病产生的真正原因所知极少，人们曾把疾病的主要原因归之于某种超自然的因素——神或魔。当有人感到剧烈头痛、偏头痛时，便认为是神或魔存在于头颅中。他们一方面以原始的宗教仪式祈求神的保佑，另一方面给病人做原始的"颅骨开窗术"，给病魔打通一条出路，把他们设想中的、隐匿于病人颅腔内作祟的"病魔"从颅骨的孔洞"驱赶"出去。

在惊叹于早期人类开颅术神奇的同时，我们也会提出疑问：原始人类会进行什么样的手术？还有哪些治疗外伤的方法？

原始社会人们生活艰苦，环境险恶，跌打损伤、禽兽虫的危害、氏族部落间的争斗，都会导致流血、骨折等外伤。但我们的先民如何处理外伤，现在已难以查证。在近代一些交通不便、信息极其闭塞、经济文化极为落后的地区，人们往往以泥土、香灰、树叶等敷裹创口。由此推断，原始人对于外伤，也可能用苔藓、树叶、草茎、泥土、唾液等来敷裹涂抹伤口。久而久之，人们逐渐从中发现了一些适用于敷治外伤的外用药，其中多数是植物性药物。而人们为了减轻由于外伤所引起的剧烈疼痛和出血，自然也会用手抚摸或压迫伤处，从而构成了最早的按摩术和止血术。这应是外治法的起源。

酒为百药之长

古代的酒，是由粮食酿制而成的一种含有低酒精度的饮品。

酒在我国起源很早，大约在原始公社时期，人们就已经从野果或谷物的自然发酵中获得启示，发明了酿酒。

关于酿酒的发明，流传最广的是"杜康造酒"的故事：黄帝时期，杜康专门负责管理粮食。当时，吃不完的粮食被储藏在山洞中，时间一久就会腐烂。杜康苦苦思索储存粮食的方法，他试着把粮食装到干燥的树洞里。过了一段时间，杜康发现盛粮的树洞向外渗出水来，清香扑鼻，附近横七竖八地躺着一些野猪、山羊、兔子，它们都是因为喝了这些水而醉倒的。杜康由此发现了酒，进一步摸索出用剩余的粮食酿酒的方法。

杜康被后世誉为酿酒始祖，"杜康"也被用作酒的代名词。像大家耳熟能详的"何以解忧，唯有杜康"，就是源于这个传说。

另外，还有"仪狄造酒"的传说。大禹的女儿让仪狄酿酒，进献给禹，禹尝了之后觉得非常甘美，不仅没有沉迷，还说："后世一定会有因为酒而亡国的。"

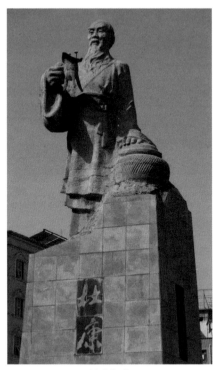

杜康塑像

酿酒究竟起于何时，目前尚无定论。但可以肯定的是，最晚在夏代人们就已经掌握了酿酒的技术。

考古发现，新石器时代中期的仰韶文化时期，人们就已经开始酿酒。这时不仅农产品日渐增多，且有了各类盛水装酒的陶皿。新石器时代晚期的山东淄博龙山文化遗址更是出土了专用的陶制酒器。

商代文化遗址中，有数以千计种类各异的青铜酒器，反映出商人祭祀时用酒，以及当时贵族的好酒成风。

酒的主要用途是祭祀和医疗。

甲骨文中有"鬯其酒"的记载，"鬯"字甲骨文写作 ，上面表示是一个容器，里面盛着粮食；下面是变化的意思，表示把粮食放到器皿中，酿制，发生变化，就成了酒。

班固解释"鬯"字说："以百草之香，郁金合而酿之，成为鬯。"用香草酿制，加入郁金后能使酒色金黄。可见，"鬯"是一种色香味俱佳的药酒。这是我们目前所知关于药酒的最早记载。

甲骨文𩰪，像一个人正在俯下身子，在酒坛中饮酒。

我们再看"医"字。"医"字早期有不同写法，其中常见的作"醫"，"酉"表示与酒有关。

从汉字构造来看，"醫"字上面左半边表示患者被箭射伤了，右半边是指患者痛苦的呻吟声。而下面是"酉"，形似酒坛子，通"酒"。可见，"醫"这个字是把疾病的痛苦和治病时不可缺少的酒，组合而成的。它生动地体现了酒在当时医疗中的突出作用，反映出当时医生在治病时，酒已被视为一种不可或缺的东西。《汉书》更是把酒尊为"百药之长"。

今天，我们提到酒，最担心的是过饮伤身。古时为什么常用酒来治病，并且酒在医疗中能够具有如此高的地位呢？

那是因为：一方面，酒能使人感到愉悦、兴奋，有止痛的作用，能够通血脉、祛寒邪、散湿气、温脾胃，用途非常广泛。这在药物、针灸等疗法还不太发达的时代，几乎是一个通治百病的万能之品。另一方面，早期人们对疾病和药物的认识还十分有限，药物的性味、炮制、配伍理论都还未出现。人们治疗疾病往往停留在用某一种药治疗某一种病痛，这种"药—症"一一对应的模式，很容易出现用药不恰当而产生副作用的情况。相较而言，用酒要安全得多。

所以，在汉代及以前，酒在医疗中的地位是其他药物所不可比拟的。随着汤液的发展，酒不仅仅单用，还经常合在汤剂中应用。后来，酒还常常用于药物的加工炮制。

《素问》中提到古人作"汤液醪醴"治疗疾病；西汉马王堆汉墓出土的帛书《五十二病方》中记载了40多个用酒的方子；《史记》记载的扁鹊见齐桓侯的故事中，扁鹊指出当疾病到了肠胃间时要用"酒醪"来治疗。这些都与酒密切相关。

后来，随着药物理论的形成，对药物认识的深化，酒逐渐地被其他药物所取代，就不再是常用药物了。

实际上，在中医的治疗、养生中，酒并未随着时代的变迁而完全退出。比如养生保健常用的药酒；中药中的大黄、黄连、当归、川芎、蕲蛇等用酒来炮制，或引导药物向上运行，或增强活血化瘀的功能，还有矫正味道、消除腥臭的作用。

酒用于处方中，也不罕见。像张仲景治疗胸痹的名方"瓜蒌薤白白酒汤"，酒是很重要的组成部分。

伊尹创汤液

汤液，一般认为是中药汤剂，由各种药物加水煎煮而成，是中医治疗疾病最常用的剂型之一。在"神农尝百草"这样的药物认识的早期，药是生用的，人们直接把药用的植物放在嘴里咀嚼，或者切碎吞服。将几种药物混合起来煎煮成为"汤液"的方法，传说是商代的伊尹开创的。

伊尹，名挚，尹是官职名。

伊尹自幼聪明好学，志向高远，他不仅学得了高超的烹饪技术，还博闻广知，时人赞其为"贤人"。汤王求贤若渴，听闻伊尹的贤名，就想请他协助自己，但被有莘氏的国君拒绝了。汤王想了个办法，求娶有莘氏国君的女儿，而伊尹作为陪嫁的"媵臣"来到了商。

在伊尹的协助下，商汤打败了夏桀，建立了商王朝。伊尹一生辅佐了汤、外丙、中壬、太甲四位商王，功绩显赫。

伊尹有多重身份，他以卓越的政治才干被誉为中国历史上的第一贤相，奉祀为"商元圣"；又因是历史上以负鼎俎调五味的杰出庖人，

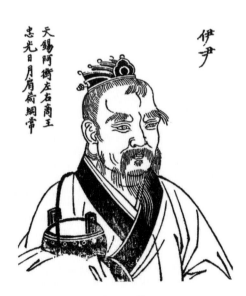

伊尹画像

被烹饪界尊为"烹饪始祖";他还是商王朝重要的"巫"。伊尹并不是专职医生,历史上也从未有他行医的记载。那为什么会认为"汤液"是伊尹创制的呢?

伊尹是厨师出身,精于烹饪,后来做了丞相,也时常用烹饪来说明治国的道理。煮饭时,将多种食材混合在一起,加上水一起蒸、煮,以获得调和的五味;汤剂煎药时,把几味药物放在一起用水煎煮,以获得最佳的治疗效果。这二者是何等的相似!而且,烹饪用的一些食材,往往同时又是药材。比如,伊尹在对商汤讲烹调和味时提到"阳朴之姜,招摇之桂"。姜、桂都是中医常用的药物。所以,在烹饪的经验中获得汤剂的启示,是完全可能的。

伊尹对医学也是通晓的,史书记载,他谈治国问题时,曾多次以医理为喻。有一次汤王问他治理天下的道理。伊尹回答说:"做事的根本,一定要先修养自身,爱惜生命。不断吐故纳新,腠理就会保持畅通,精气不断地更新、增长,邪气被驱除到体外,才会健康长寿,终其天年。"对生命和养生的认识是非常精辟的。

可能是基于这些原因,伊尹被晋代的皇甫谧认为是汤液的发明者。

汤液的出现,实现了由生药到熟药,由单味药到复方的转变。相对于生药,煎煮的汤剂吸收更快、药效更佳。更为重要的是,人们从此开始探索多种药物的共同应用。最初是将功效相似的药物简单组合在一起;慢慢地,我们的先民总结出药物之间的相互作用,比如哪两味药在一起会互相促进、功效增强,哪些药同用会相互制约、降低药效,哪些药同用会降低药物毒性,哪些又会产生剧烈的毒副反应等;再后来,才有了系统、成熟的方剂的组方理论。

"神农尝百草"时代,人们治病是某病用某药,这种植物的叶子治疗头痛,那种植物的根治疗腹痛,是一一对应的"对号入座"。"伊尹创汤液"后,有了"方"的概念,就完全不同了,首先要对患者的疾病进行辨证,根据具体病证的不同,依照方剂配伍的理论,对药物进行灵活的、针对性的组合和增减,形成"方"。从此,医生治病,开的就是"方",根据"方"再做成汤、丸、散等剂型,而不再是单纯地用"药"了。"方"是中医的特色,也是优势所在。我们今天找中医看病,会说找哪位大夫"开个方",而不是"开个药",就是这个道理。

　　从"神农尝百草"到"伊尹创汤液"，代表着中医由用"药"治病到用"方"治病的转变，这是中医史上一个质的飞跃。

甲骨文里藏医

　　清光绪二十五年（1899），国子监祭酒王懿荣得了疟疾，医生开的药方中有一味"龙骨"。龙骨是古代脊椎动物的骨骼化石，有重镇安神、收敛固脱的功效。王懿荣在翻看药物时，忽然发现一片龙骨上刻有花纹，这些纹路绝对不是天然形成的，与青铜器上的金文有些相似，它们之间似乎存在着某种联系。王懿荣恰巧十分爱好考古和文字学，是一位造诣精深的金石学家，他以丰富的学识，很快推断出这很可能是古代的一种文字。接下来，王懿荣在北京中药铺中收购了有字"龙骨"1500 多片。

　　遗憾的是，王懿荣还没来得及研究，命运就发生了巨大的转折。他当时还担任京师团练大臣的职务，处理关于防卫北京和抵抗八国联军的事务。1900 年，八国联军攻陷北京，王懿荣不愿苟且偷生，与妻子、儿媳投井自尽，展现了一个文人的气节。

　　在王懿荣之后，刘鹗、罗振玉、王国维、郭沫若、董作宾、胡厚宣等学者对甲骨文做了进一步深入的研究。

　　甲骨文是刻在龟甲和大动物肩胛骨上，用于记录占卜的一种早期文字。史官将卜问的内容刻写出来，作为档案材料由王室史官保存。这就是我们看到的卜辞。殷商甲骨卜辞，为研究社会、文化和医疗提供了极为宝贵的第一手史料。

　　目前搜集到的殷墟出土的甲骨，大约有 16 万片，其中与人体、疾病、医疗等医学方面相关的有 323 片，415 辞，距今 3278—3378 年。

　　从甲骨文看，那时对人体部位已有初步认识，开始用单字为身体部位命名。这些字大多是象形文字。

　　甲骨文 𠂉（人）是一个侧面的人。

　　甲骨文 𡢗（身）表示有孕，现在"身"也有这个义项，怀孕称"有身子"。

五官中，甲骨文有 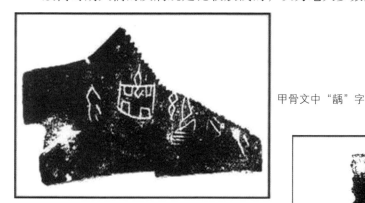（眉）、 （目）、 （耳）、 （鼻）、 （口）、 （齿）、 （舌）。

其他身体部位有手、胸、腹、腿、足、趾等。

可见，甲骨文对于体表能见部位大多都有描述。而对人体内部结构的记述较少，如 （吕）指脊骨，像是两块脊椎骨摞在一起。内脏器官目前所知只有一个 （心）字，是最早对脏腑的记载。

疾病被广泛称为"疒"nè， ，表示一人卧病在床，大汗淋漓。"疾"字的意思就不同了， ，表示一人中箭，大约是外伤一类的疾病。

甲骨文中所载的疾病名称有20多种。最常见的表述方式为"疒"加上疾病的部位。如"疒首"是头病，"疒目"是眼病，"疒耳"是耳病，"疒自"是鼻病，"疒齿"是牙病，"疒腹"是腹病，"疒止"是足病，等等。

有的字表示出疾病的特征。像龋齿的"龋"字，形似有虫往牙齿里钻。蛊，器皿中有虫，表示腹中有虫的疾病。

这两个字不仅反映了疾病的特点，还体现了当时人们对病因的认识。

殷商时期人们的疾病观是比较肤浅的，认为绝大多数疾病是由于天意、

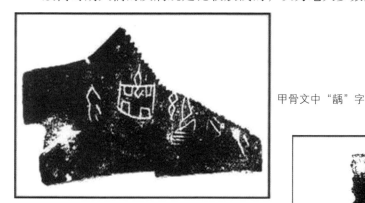

甲骨文中"龋"字

甲骨文中"蛊"字

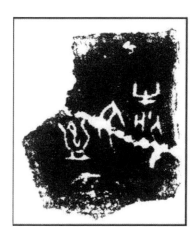

鬼神作祟、惩罚造成的。巫术在当时具有统治地位，故而治疗方法大都以卜筮求问于上天祖先，以预测疾病的预后，期望祖先赐福，使疾病早日痊愈。

由于占卜问病者只限于奴隶主这个阶层，卜辞所载患病之人，基本上都是殷商的最高统治者、王室成员。加之流传于世的甲骨文数量有限，所以远不能反映商代医药知识的全部。

但是，甲骨文为我们了解殷商时期人们是如何认识人体、如何认识疾病以及如何应对疾病，都提供了极为宝贵的一手资料。

典籍里的药物

关关雎鸠，在河之洲。窈窕淑女，君子好逑。

参差荇菜，左右流之。窈窕淑女，寤寐求之。

上述诗句引自大家耳熟能详的《诗经》的第一篇《关雎》。它是一首描写爱情的诗歌，表达了一位谦谦君子对他心中窈窕淑女的爱慕、思恋和追求。

除了美好的爱情，这首诗还涉及一种植物——荇菜。

荇菜，是一种多年生水生草本植物，叶子形状像缩小的睡莲，小黄花艳丽多姿，很美。能食用，可以做汤羹。它还是一味药，味甘性寒，有发汗透疹、清热解毒、利水消肿的功效。

《诗经》是我国第一部诗歌总集，描写了西周初期至春秋中叶很多生活、劳动情景及社会风貌，在对情景的描述、比兴手法的应用中，涉及了不少像荇菜一样的药物。如《采葛》：

彼采葛兮，一日不见，如三月兮！

彼采萧兮，一日不见，如三秋兮！

彼采艾兮，一日不见，如三岁兮！

一日不见，如三月、三秋、三岁那样漫长！用夸张的手法描述了热恋中的相思之情，引起历代读者的情感共鸣。诗中的"艾"，气味芳香，是古代防治瘟疫的常用药物。由此，民间有端午节门口插艾的习俗。

《诗经》中还记载了"中谷有蓷"，"蓷"是益母草；"采采芣苢"，"芣苢"

是车前子等，这些都是药用植物。《诗经》中载录的植物药有 50 多种。

在先秦文献中，《周礼》《山海经》等书中也有一些药物资料。收录药物最多的是《山海经》。这是一部地理著作，记载我国古代各地名山、大川和物产。和《诗经》一样，《山海经》并不是药物学著作，但却收载了 126 种药物，并且明确指出了产地和功效，称得上最早记载药物功用的书籍。

《山海经·西山经》："又西六十里，曰石脆之山，其木多棕枏，其草多条，其状如韭而白华黑实，食之已疥。"此段是说，石脆山上的草多是条草，形状如韭菜，而开的花是白色，结的果实呈黑色，吃了这种果实可以治疗疥疮。

《山海经·西山经》中还有一段：浮山"有草焉，名曰薰草，麻叶而方茎，赤华而黑实，臭如蘼芜，佩之可以已疠"。这段话是说，浮山上有一种名为薰草的植物，叶子形似大麻叶，长着方形茎，开红花，果实黑色，气味像蘼芜（川芎的苗），佩戴它可以防治瘟疫。

在药物的使用方法上，《山海经》记载了内服和外用的多种用法。内服中有"服"有"食"，"服食"今天看是一个词，但在当时两个字意思是不一样的。"服"是指煎汤服，煎煮以后服用；"食"就是直接吃。

外用包括佩戴、沐浴、坐卧和涂抹。比如"薰草"，就是佩兰，是常用的芳香化湿药。《山海经》中讲，把它佩戴在身上，可以治疗和预防疫病。

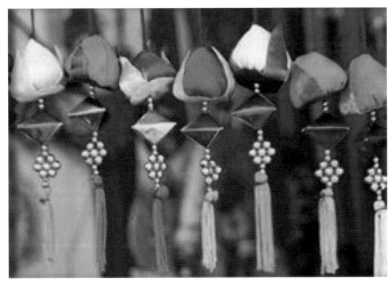

香囊

在湿热交蒸、易于发生疫病的时节佩戴，确实有比较好的预防作用。

这种佩戴的方法后世一直沿用。大家都熟悉的香囊，不仅是装饰品，也不仅是浪漫的信物，在早期更是重要的药用物，香囊大多具有祛邪化湿、芳香醒神、驱蚊防虫等功效。现在很多地方仍有端午节佩戴香囊的习俗，这种用法在《山海经》中就有明确记载了。

先秦典籍中对药物的记载，为我们展开了早期认识、应用药物的画卷。药物，在长期的生活和治疗实践中，逐渐为人们所熟知，药物的性、气、味、用等各个方面的理论也在经验的积累中慢慢形成。

地下医学宝藏

1972 年至 1974 年，在湖南省长沙市东郊马王堆乡先后发掘了 3 座西汉古墓，距今 2000 多年。1 号汉墓历经千年而不朽的辛追女尸曾引起全世界的关注。3 号汉墓出土了医学相关的简帛 15 种，从内容看包括理论、医方、养生、房中 4 类，有些是医学史中的重大发现。

比如，我们人体有 12 条经脉，这一理论来自《黄帝内经》，一直沿用至今。而马王堆汉墓帛书《足臂十一脉灸经》和《阴阳十一脉灸经》却记载了 11 条经脉的循行路线。这说明，在汉代曾经有过早于《内经》的十一脉理论体系。这也是现存最早的经脉学著作。

帛书《五十二病方》记载了治疗 52 类疾病的医方 291 个。很重要的一点是，不同于单味的"药"，这里出现了"方"。这些方显然不像后世的方剂那样成熟，但却是按照一定规律的配伍组合。《五十二病方》体现了由药到方的转变，是目前所知现存最早的方书。

马王堆 3 号汉墓还出土了一幅彩色的帛画，宽 100 厘米，高 50 厘米。画中人物分成 4 排，每排 11 人，一共 44 个人。这些人性别不同、年龄不同、服饰不同，都在凝神操练。这是古代的一种健身功法，叫"导引"，所以这幅帛画被称为《导引图》。有的动作是模仿熊、鸟、猿等动物的姿态，华佗的五禽戏应该与其有一定的渊源。这是目前所知最早的医疗功法图。

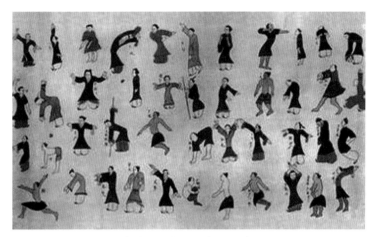

长沙马王堆汉墓《导引图》复原图

马王堆汉墓医籍的这么多"最早"和"第一"，在考古史上是绝无仅有的。

1983年底至1984年初发掘的湖北省江陵县张家山汉墓，是一座西汉的墓葬，出土了《脉书》与《引书》。有趣的是，这两部医简都和马王堆汉墓出土的帛书在内容上有相关性。像《引书》，有5个导引术名称与《导引图》的完全相同。比如说"引聋"，《引书》记录了一段文字，说：引聋，要端坐，如果聋在左耳，就伸出你的左臂，翘起拇指，伸展手臂，用力牵拉颈项与耳朵。聋在右耳则相反。这和《导引图》的"引聋图"完全对应，将二者相参照，我们就能够清晰地知道"引聋"是怎么做的。

入选2015年全国十大考古新发现的西汉海昏侯墓，墓主人是第一代海昏侯刘贺。他是西汉第九位皇帝，在位仅27天，是西汉历史上在位时间最短的皇帝。

海昏侯墓出土了中药地黄的炮制品，是迄今为止发现最早的中药炮制品实物。中国中医科学院的本草考古研究团队对其进行了深入研究。他们按照古籍文献记载制备了各种地黄制品，并利用质谱分析等技术进行化学成分的分析和比较。结果显示，出土地黄炮制品的加工方法为米蒸法。这说明，至晚在公元前59年，我国已经有了米蒸炮制的工艺了。

2012年，四川成都文物考古研究所对成都天回镇汉墓进行发掘，共有汉墓4座，其中3号墓出土了920多支竹简及人体经脉髹漆木人。经专家整理研究,将竹简判别为八种医书,包括《脉书·上经》《脉书·下经》《友理》《刺数》等。从内容分析,这些医书为扁鹊医学著作,对于研究扁鹊医派及中医理论构建具有重大意义。

除此之外,河北中山靖王墓、甘肃武威汉墓等也出土有医学文物。这些从一定程度上反映出汉代的医学水平,可以说是名副其实的地下医学宝藏。

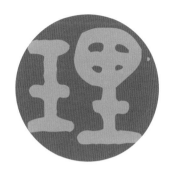

第二章

医理构建

在医疗实践和医疗知识大量积累的基础上，医学理论逐步形成。从现有文献看，春秋战国时期已出现人体结构、病因、诊断、治疗等方面的相关论述。如《左传》在记述秦国名医医和给晋平公诊病时，提出了"阴、阳、风、雨、晦、明"六气致病说。该书还提到"男女同姓，其生不蕃"，意思是近亲结婚不利于优生和健康。还有，成语"病入膏肓"也出自该书。

先秦文献中，已出现精神、气血、经脉、四肢、五脏、九窍等概念，并认为四时气候变化可导致疾病的发生。作为古代哲学思想的阴阳五行学说，开始作为说理方法逐渐引入医学。这些都为中医理论的建立奠定了必要的基础。

经历了战国"诸子蜂起，百家争鸣"后，思想理论进一步丰富。精气学说、儒家致中和、道家法自然等哲学观念和思想方法广泛影响到各个领域，并成为说理工具。受此影响，中医学开始超越感性阶段，发展到理性阶段，以阴阳五行学说为主体的理论基础得以确立，根据"人与天地相参"的指导思想，中医学术体系的框架得以构建。以扁鹊、张仲景为代表的伟大医学家，勤求古训，博采众长，为后世留下了珍贵的历史遗产。

随着简帛等书写载体的广泛应用，加之秦朝对文字的统一，医学理论体系及实践经验的传播应用快速发展，一批经典著作应运而生。据《汉书·艺文志》著录，此时医学相关著作，主要包括医经、经方、房中、神仙四类。

传世的《黄帝内经》是"医经"类最富有代表性的著作，这是我国现存较早，也是最重要的一部医学典籍。它的主要内容涉及身体、生命、疾病、诊病、治则、治法、养生、运气理论，回答了医学的根本问题，构建了中医学完整的理论体系。特别是它对生命特征"天人合一""形神合一"的认知，奠定了中医学的理论基础，决定了中医学的发展方向。《黄帝内经》被后世誉为"至道之宗，奉生之始"。

《黄帝八十一难经》以问答的体例，讨论了关于脉学、经络、脏腑、疾病、腧穴的 81 个重要问题，既是对《黄帝内经》理论的重要补充和完善，又有自身的学术思想与理论建树。特别是提出了"独取寸口"的诊脉法，对后世影响深远。

《神农本草经》是我国现存较早的药学专著，除了具体叙述了 365 种药物的名称、性味、功效、主治、产地以外，还提出了四气五味、君臣佐使、七情和合等基本理论，是中药学理论的第一次系统总结，标志着中药学理论体系的初步构建，同时奠定了方剂学理论的基础。

《伤寒杂病论》是我国现存最早的临床医学巨著，开六经辨证和脏腑辨证之先河，是中医临床辨证论治原则确立的标志。这部书把理、法、方、药有机地结合在一起，搭建了由理论到临床的桥梁，成为后世临证医学的重要基础。其所载录的 269 首方子，因法度严谨、疗效卓著，被誉为"经方"，为历代医家所推崇。张仲景则被后世尊为"医圣"。

以上四部经典，至今仍是学习中医的重要文献。

由经验积累到理论构建，这是中医学史上最重要的突破。自此，中医学不再仅仅是"经验医学"，而是具有完整理论体系的一门独立医学。

医宗扁鹊

扁鹊是人们非常熟悉的医学人物，历史上有很多关于他的故事。

有一次，扁鹊路经虢国，得知虢太子死去。扁鹊向一位喜好医术的王室侍从询问，侍从说："太子的病是血气运行逆乱，突然昏倒而死。"扁鹊问："他是什么时候死的？"侍从回答："早晨鸡叫的时候。"扁鹊听后，说他能让太子复活。这位侍从一点也不相信，还说："先

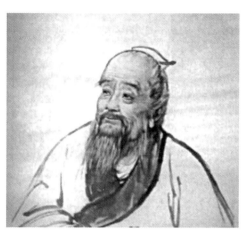

扁鹊像

生该不是胡说吧？我听说上古的时候，有个叫俞跗的医生，治病非常神奇，您要是达不到他的水平，还说让太子再生，简直就是骗小孩子的话。"面对侍从的轻视和质疑，扁鹊耐心地解释说："人身体内部的变化能从体表反映出来，据此就可判断病人的病情。"又说："你如果认为我说的不可信，可以去仔细诊视太子，应该会听到他的耳朵有鸣响，能看到他鼻翼微微扇动，大腿根还是温的。"这段话说的跟侍从先前观察到的一模一样，听得他目瞪口呆，这才信服了扁鹊。接下来扁鹊带领几位弟子治好了虢太子的尸厥病，这就是"起死回生"这个典故的由来。

还有，我们常说的"讳疾忌医"，也是源自扁鹊的故事。一次，扁鹊见齐桓侯，仅仅通过"望"，就指出："您已患病了，不治的话会加重的。"桓侯不高兴地说："我没有病。"扁鹊走后，桓侯对身边的人说："医生喜好功利，总是把没病的人说成有病，作为自己治疗的功绩。"五天后，扁鹊再去劝桓侯抓紧医治，桓侯还是说："我没有病。"又过了五天，扁鹊再次劝谏桓侯，桓侯依然固执己见。再五天以后，扁鹊看见桓侯时，不再劝说。桓侯派人问他缘故。扁鹊说："最开始疾病在皮肤腠理之间时，用热熨的方

法就能治好；后来发展到了血脉中，用针刺和砭石可以治好；直到发展到了肠胃，用药酒还可以治疗；可现在疾病已经深入骨髓，无法医治了。"五天后，桓侯病发，派人召请扁鹊，扁鹊已逃离齐国。不久，桓侯就病死了。

读到这里，我们忍不住感慨：扁鹊真是一位了不起的"神医"！确实，我们从小到大接触到的扁鹊，大都冠以"神医"的称号，像图书有《神医扁鹊的故事》《神医扁鹊之谜》，电影有《神医扁鹊》等，扁鹊作为"神医"的形象可谓深入人心。

但是，扁鹊仅仅是一个医术高明的"神医"吗？当然不是！

《史记》共有70篇列传，《扁鹊仓公列传》为第45篇，说扁鹊姓秦，名越人，家在齐国的郑地，也就是现在的山东长清。

需要特别注意的是，司马迁对于谁能入传是有严格标准的。他认为："扁鹊言医，为方者宗，守数精明，后世循序，弗能易也。""方"，指的就是医学。在司马迁看来，扁鹊是医学之宗、医家之祖。不只是司马迁这样认为，实际上在汉以前，只要是说到医就一定会谈及扁鹊，扁鹊是毫无疑问的医学或者医术的最高代表，经常与尧、舜、孔子等圣贤人物相提并论。可见，扁鹊在当时的历史地位是相当高的。

为什么扁鹊能够成为我国医学的宗师呢？这是因为他对医学的突出贡献，最重要的有两点：

第一，扁鹊是中国最早的专业医生。大家可能知道，医疗的职能早期是由巫承担的。那么医与巫是什么时候分开的呢？这个问题比较复杂，但能够明确的是，扁鹊是医而不是巫，扁鹊是最早以"医"的身份出现的专业医生。

《扁鹊仓公列传》有这样的记载：扁鹊到邯郸时，听说当地人尊重妇女，就做治妇女病的医生；到洛阳时，听说周人敬爱老人，就做专治耳聋眼花四肢痹痛的医生；到了咸阳，听说秦人喜爱孩子，就做治小孩疾病的医生。扁鹊能够随着各地的习俗来改变自己的医治范围。不管是做哪一科的医生，可以肯定的是，扁鹊都是以一个"医生"的身份出现的，他名扬天下靠的是医术。扁鹊还提出了"六不治"，最后一项就是"信巫不信医，六不治也"。

扁鹊与巫的界限是非常清楚的。扁鹊是民间医与巫明确分道扬镳的标志性人物，可以称得上我国以医立身、以医名闻天下的第一人。

第二，扁鹊建立了中医学的理论体系。我国的医疗实践具有十分悠久的历史。早在扁鹊之前，我们的先民就积累了丰富的医学知识，开展了众多的医疗活动，创造了众多的治病方法，如砭石、针刺、祝由（以祝祷方法治疗疾病）、汤液、醪醴、药物、导引等。虽然治疗方法丰富，但并没有建立一套统摄这些治病方法的医学理论，因此医学还不能够完全独立。

扁鹊突破了这一点，他会"摩（yè）息脉"，通过观察和触摸，掌握病人脉息的变化，了解疾病的发生与变化的机理，然后进行治疗，这也就是后世中医所谓的"治病求本"。有了诊脉，治病才开始辨别疾病的虚实、寒热。《扁鹊仓公列传》的最后有一句话："至今天下言脉者，由扁鹊也。"后世多以此将扁鹊视为诊脉的发明者。其实，"脉"对于中医学的意义绝不只是诊法，而是整个中医学术的"命脉"所在。扁鹊通过"脉"搭建了中医由经验积累到理论形成的桥梁，这就是中医的理论化过程，决定了后世中医学发展的根本走向。

从以上两点来看，扁鹊作为我国的医学之宗是当之无愧的！

《黄帝内经》

从古到今，《黄帝内经》一直是中医医生的必读书。

《黄帝内经》（简称《内经》）的名称，最早见于班固《汉书·艺文志》，属于医经七家的一种，共有18卷。

《汉书·艺文志》的内容源自西汉刘向、刘歆父子整理当时图书后形成的《别录》《七略》（类似于图书目录及内容提要，均已亡佚）。也就是说，西汉时期已编成《黄帝内经》这部书了。可惜的是，这时的《黄帝内经》的内容和篇章次序，今天已不得而知。

到了西晋，皇甫谧在编写《针灸甲乙经》时，见到有《针经》九卷、《素问》九卷，他说这两部书合起来正好十八卷，应该是《汉书·艺文志》所记载的

《内经》。《针经》，后来又称为《灵枢》（或《灵枢经》）。自此，医学界就把《素问》和《灵枢》这两部书合称《内经》。我们今天所看到的《内经》，实际上就是由这两部书构成的。

《黄帝内经·素问》

《黄帝内经》是黄帝写的吗？当然不是，因为黄帝时代还没有形成系统的文字，所以不可能是黄帝写的书。

那为什么这部书还要冠以"黄帝"之名呢？这是因为，黄帝为中华民族的人文始祖，而我国医学知识的累积大约肇始于黄帝时代，所以后世把中医的发明创造主要归功于黄帝。

此外，这部书主要以黄帝与岐伯、伯高、少师、雷公等臣子问答的方式写成，所以这部书就以"黄帝"命名。而在黄帝与众臣的问答中，又以岐伯回答的问题最多，所以中医又常被称作"岐黄"。

"内经"是与"外经"相对而言的，《汉书·艺文志》不仅记载有《黄帝内经》18 卷，还有《外经》37 卷。至于内、外经是如何划分的，专家有不同说法，这里就不细说了。

关于《内经》的作者和创作时代，现代学者普遍认为，其并非出自一人一时，而是经过漫长的积累而形成的，其中汇聚、凝结了不同时代众多医者的智慧和经验，可以说是对不同学派、不同理论的综合整理，包括扁鹊的医学理论也被融合其中，这从近年四川成都天回出土的医简上可以得到一些印证。

《内经》为什么有这么重要的价值？主要是因为《内经》确立了中医关于生命与疾病的理念及治病方法，构建了中医学完整的理论体系。

现所见《素问》和《灵枢》各自由81篇构成。这162篇回答了医学的基本问题，形成了独具特色的中医生命理论、身体理论、生化理论、疾病理论、诊病理论、治则理论、治法理论、养生理论、运气理论等。

1. 生命理论。医学的根本任务是维护生命健康，而对生命的认知是医学要回答的首要问题，也是根本问题。尽管从古至今人们一直在探讨生命的问题，但关于生命依然有很多未解之谜。《内经》对生命的理解，分为群体生命和个体生命两个层面，强调生命特征在于"形神合一"，注重人体与天地自然的交通，即"天人合一"。

2. 身体理论。身体是生命的载体，《内经》对于肉眼可见的器官，都有明确的称谓及描述。也就是说，《内经》已经通过解剖来认识人体，"解剖"一词最早见于《灵枢·经水》，在此基础上产生了对生命的深刻认知，建立了一套以五脏六腑为中心，通过经脉联系、沟通内外，涵盖了五体、五官、五液等内容的身体理论。

3. 生化理论。生化，这里指的是生命活动的变化。《内经》对于饮食、睡眠、呼吸、运动、说话等基本的生命活动，均有系统论述。比如，对于饮食消化，就明确地描述了水饮、食物在体内的代谢过程。指出饮食首先经口入胃，之后在脾的作用下，精微物质布达全身，糟粕下行，最后成为粪便排出。

4. 疾病理论。《内经》认为疾病的产生是有原因的，主要分为外因和内因。外因包括风、寒、暑、湿、燥、火六种致病因素，以及导致疫病流行的疫邪。内因指的是怒、喜、思、悲、恐、惊、忧等情志因素。《内经》对很多具体疾病，如痹、痿、咳、疟、厥、癫狂、热病、失眠等，都有非常具体的描述和讨论。

5. 诊病理论。《内经》在望、闻、问、切四诊方面均有大量、丰富的阐发，其中望诊和脉诊尤为突出。比如脉诊，对于诊脉时间、诊脉部位、脉与四时、脉与胃气、脉象主病等方面均有详细阐释。

6. 治则理论。《内经》除了对具体疾病的治疗以外，更重要的是，它还提出了一些具有普遍指导意义的治疗原则。如治病求本、祛邪扶正，以及寒者热之、热者寒之、虚者补之、实者泻之、温者清之、清者温之、燥者润之、急者缓之、坚者软之等。

7. 治法理论。在治则理论的指导下，进一步探讨具体的治疗方法，包括针刺、祝由、汤液、醪醴等。其中最重要的是针刺，它以经脉、腧穴理论为基础，从针刺的机理、补泻的原则，到操作手法、针刺禁忌等方面，构建了系统、完整的针刺治病理论。

8. 养生理论。不生病的学问就是"养生"，也叫"摄生"，我们今天所说的"治未病"就属于这个范畴。《内经》中的养生内容极为丰富，比如《素问·上古天真论》中就提出了"法于阴阳，和于术数，食饮有节，起居有常，不妄作劳"的养生法则。

9. 运气理论。五运六气是以阴阳五行学说为基础，运用天干、地支等符号作为演绎工具，来推论气候的变化规律，进一步分析其对人体健康和疾病的影响。《内经》中著名的"七篇大论"，系统论述了运气的相关内容，奠定了运气学说的基础。

千百年来，《内经》构建的中医理论框架没有明显变化，但在应用时又是与时俱进的，一直指导中医临床实践，并不断丰富和完善。因此，《内经》被誉为"至道之宗，奉生之始"，是中医学极为重要的典籍。

《黄帝八十一难经》

大家都知道苏轼多才多艺，有文学家、书画家、美食家、水利专家等数不清的头衔，那你可知道他还懂医知药？其实，他不仅懂，而且发表过许多关于医药的精辟论述。

他曾经评价过一部医书，说该书"句句皆理，字字皆法"，学医的人如果能读懂此书，灵活运用，一定能取得很好疗效。那些轻视这部书，认为不值得一学的说法，是非常错误的。

苏轼所说的这部书，就是中医四大经典之一的《黄帝八十一难经》。

《黄帝八十一难经》简称《难经》，虽冠以"黄帝"之名，但并非黄帝所作。一般认为，《难经》是秦越人（扁鹊）所作，但真正的作者尚待考证。

《难经》的"难"是问难之意。至于采取问难的形式，应该和早期的医学传承方式有关，问答适合口耳相传，便于记诵。

《难经》是继《内经》之后又一部重要的中医典籍，成书时间大约在西汉末至东汉末。

《难经》以问答形式讨论了 81 个问题，所以又称为《八十一难经》。

比如第二难："脉有尺寸，何谓也？"先提出问题，诊脉的尺、寸是怎么回事？接下来回答说："从关至尺是尺内，阴之所治也；从关至鱼际是寸口内，

《黄帝八十一难经纂图句解》

阳之所治也。故分寸为尺，分尺为寸。"

这段话说的是，切脉诊察的是腕后高骨（桡骨茎突）内侧一段桡动脉的搏动。以腕后高骨为标志点，内侧的部位为关，关前（靠近腕侧）为寸，关后（靠近肘侧）为尺。两手各有寸、关、尺三部，共六部脉。在鱼际穴至尺部的范围内，从关部到尺部叫"尺内"，属于阴；从寸部到鱼际叫"寸口内"，属于阳。

全书都是用这种问答的体例写成的。其中 1 至 22 难论脉诊，23 至 29 难论经络，30 至 47 难论脏腑，48 至 61 难论病证，62 至 68 难论腧穴，69 至 81 难论针法。

从书的内容来看，以阐述《内经》要旨为主，是对《内经》理论的重要补充和完善，但又有自身的学术思想与理论建树。

就拿诊脉来说，《内经》采用的诊脉方法为"三部九候"的"遍诊法"。即诊脉时，取头、手、足三部脉动处，称为部；每部又各分为天、地、人三脉（候），合而为九，故称"三部九候"。这种诊脉法细致而全面，有它独到的优点，但是较为繁琐。而《难经》就变为"独取寸口"法，也就是只诊手腕部的脉。这种方法为后世医家所普遍认可，直到今天仍在使用。

《难经》还在《内经》的基础上首次提出"奇经八脉"的概念。奇经八脉是十二经脉以外的重要经脉，包括任脉、督脉、冲脉、带脉、阴维脉、阳维脉、阴跷脉、阳跷脉，是经络系统的重要组成部分，对后世产生了极大影响。

自东汉以后，《难经》一直作为中医经典著作之一流传于世，为古代习医者的必读之书，宋代还被选为官方医学教育的教材。《难经》在唐宋时已传入日本、高丽等邻国，影响深远。

《神农本草经》

大家耳熟能详的"神农尝百草"的传说，已经流传了很久。从某种意义上说，这个传说提示我们：我国药物知识的积累有着极其久远的历史，大约可上溯到神农时代。

本草，可以说是我国药物知识的代名词。我国历代的药学著作，多以"本草"命名。随着时代的发展，人们的药物知识不断丰富，并以文字形式加以记录，这就为本草著作的编撰提供了可能。

大约在春秋战国时期，我国的药物学知识已非常丰富。到了汉代，已经有若干种本草著作流传，其中极为重要且流传至今的是《神农本草经》（简称《本草经》或《本经》）。

《神农本草经》显然不是神农所写，那为什么还要冠以"神农"之名？这和《黄帝内经》冠以"黄帝"之名道理是一样的，是古人对中华文明起源的一种崇敬。

《神农本草经》并非一人一时之作，而是对成书前药物知识的结集，可以说是长期以来众多人智慧和经验的结晶。从篇章结构上讲，《神农本草经》由两大部分组成，一是序录，二是各论。

在序录中，该书首先就提出了"三品分类"。将药物按照功效的不同，分为上、中、下三品，分别对应天、地、人。

上品药大多无毒，是以补养为主的药物，其中有一些被认为有益寿延年的功用。

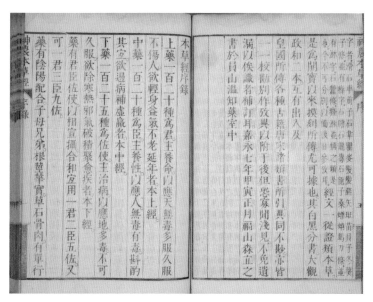

《神农本草经》

中品药有的有毒，有的无毒，大多是补养与祛邪治病兼顾的药物。

下品药大多有毒甚至大毒，为除寒热、破积聚，以攻邪治病为主的药物，作用比较峻烈，不宜长期服用。

这是现在人们所知最早的药物分类方法。

除了药物分类外，序录还提出了药有四气五味，以及君臣佐使、七情和合等药物学的基本理论。

所谓四气五味，是指每味药都有气和味两个主要特征。气，也称性，有寒、热、温、凉四种。味，有酸、苦、甘、辛、咸五种。

像人一样，每味药都有自己的个性，配合在一起，有的能够增强疗效，有的则相反。《神农本草经》把药物之间的关系分为单行、相须、相使、相畏、相恶、相反、相杀七种类型，称作"七情"。七情和合的意义在于指导临床最大限度地提高药效，并避免药物毒副作用的发生。

中医大夫将不同药物合在一起治病，并不是简单地凑数，而是根据药物的特性和配伍关系组合成方。在组方上，《神农本草经》提出了君臣佐使的配伍原则。把一个方子中最重要的，起关键、主导作用的药称为"君药"，再配以臣、佐、使药，就能最大限度地发挥药物的作用。

序录中还强调，医生既要掌握药物的四气五味及有毒无毒等情况，还要了解药物的采收季节、贮藏方法、生熟程度、生长地域、真伪新陈、质量优劣等。

在服药方面，序录提出了一些基本原则。比如，用偏性较强的"毒药"治病时，要先从小量用起，如果没达到效果，再逐渐加量，病证一旦消减就要立即停药。病位在胸膈以上的，要在饭后服药；病位在心腹以下的，要在饭前服药；等等。

这些都是后世中药学、方剂学的基本理论，一直应用至今。

各论具体叙述了 365 种药物，其中上品药 120 种，中品药 120 种，下品药 125 种。365 这个数目，刚好与一年 365 日相应，是"天人相应"思想的一种体现。

《神农本草经》全面总结了东汉以前的药物学成就，集汉以前本草学之大成，基本上构建起中药学的理论框架，标志着中药学理论体系初步构建形成。

后来的本草著作，就像珍珠一样越裹越大，而《神农本草经》就是最核心的部分，足见其在中医本草发展史上的特殊地位。

《伤寒杂病论》

皇甫谧在《针灸甲乙经》中记载了王粲与张仲景的一个故事。

王粲，字仲宣，山阳郡高平（今山东微山）人，汉末文学家，能诗善文，为"建安七子"之一，或誉为"七子之冠冕"，与才高八斗的曹植并称"曹王"。

王粲在20岁时，遇到了名医张仲景。一见面，张仲景就对他说："你的身体有问题，到40岁的时候会眉毛脱落，再过半年后会死亡。若现在开始服用五石汤，就可以避免。"接着，张仲景给他开了方子。

毫无病痛感觉的王粲压根儿不相信张仲景的话，所以没有服药。

过了三天，张仲景又见到王粲。问他："你服药了吗？"

王粲敷衍道："已经服了。"

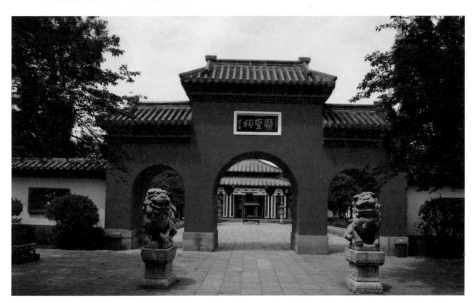

纪念张仲景的医圣祠

张仲景说："从你的气色来看，一定没有服药，你怎么能这么轻视自己的生命呢？"

即便如此，王粲仍然没有重视这件事，一直没有服药。

20年后，王粲果然眉毛脱落，之后又过187天死去。这和张仲景预测的完全符合。

这位厉害的张仲景是谁？他怎么有这么高超的医术？

张仲景，名机，南阳郡涅阳（今河南省邓州市东北）人。自幼聪慧好学，尤其喜好医术，曾经拜同郡张伯祖为师，经过刻苦钻研，对医学的领悟和医术都远超其师。相传，他曾做过长沙太守，所以后世有很多人尊称其为"张长沙"。

张仲景生活的年代正值东汉末年，政治腐败，社会动荡，战争频仍，灾疫连年。与张仲景同时代的曹植有一篇《说疫气》，曾这样描述当时的疫情：疠气流行，"家家有僵尸之痛，室室有号泣之哀"。有的一家人死去，有的整个家族灭亡。可见，那次瘟疫是非常可怕的。

张仲景的家族也遭遇了同样的疫情。他的家族本来有200多人，十年的光景，很多人感染了疫疠之病，死亡的亲人占到了2/3，其中患伤寒病而死的又占到了死亡人数的7/10。

然而，当时的社会并不重视医学，很多人迷信巫医。当时的医生，大多数墨守成规，死守家传医技，并不精心研究医理，所以医术平庸。不仅如此，诊病的时候，大多草率、简单，未经精思熟虑就开出方药。结果自然是导致许多患者枉送了性命。

面对这种情况，张仲景不满当时的士人、医者无所作为，他"感往昔之沦丧，伤横夭之莫救"，发愤钻研医学理论，攻读《素问》《九卷》《难经》《阴阳大论》《胎胪药录》等古典医籍，"勤求古训，博采众方"，著成了《伤寒杂病论》16卷，重点论述伤寒病的治疗。

由于战乱，《伤寒杂病论》成书后并未得到很好的流传，后经西晋王叔和整理编次才流传于世。目前所见《伤寒杂病论》包括《伤寒论》和《金匮要略》两部分内容。

《伤寒论》以论治伤寒病为主。它根据伤寒病的传变规律，将其分为太阳病、阳明病、少阳病、太阴病、少阴病和厥阴病，这就是著名的"六经辨证"。对于伤寒病，要先辨明病证在哪一经，再根据具体的脉、症确立治疗原则。《金匮要略》以论治杂病为主，包括内科的疟疾、中风、肺痿、心痛、痰饮、消渴、黄疸、吐血、反胃、腹泻，妇科的脏躁、经闭、妊娠、产后、妇科杂病，外科的痈疽、肠痈等。对于杂病，要先辨明病证在哪一脏、哪一腑，这被称为"脏腑辨证"。《伤寒杂病论》通篇都未出现"辨证"二字，但把中医的"辨证论治"思想体现得淋漓尽致，被后世医家所尊崇。

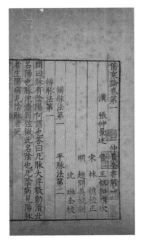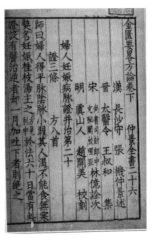

明万历二十七年（1599）海虞赵开美刻本《伤寒论》（左）和《金匮要略》（右）

《伤寒论》载方113首，《金匮要略》载方262首，除去重复，共有方剂269首。这些方子法度严谨、药味精简、层次分明、疗效卓著，受到后人重视，被誉为"方书之祖""群方之祖"。张仲景的方子也被誉为"经方"。我们今天临床常用的桂枝汤、麻黄汤、大小青龙、白虎汤、泻心汤、承气汤等，都出自张仲景之手。

《伤寒杂病论》是我国医学发展史上影响最大的著作之一。它成书以后，一直指导着后世医家的临床实践，被历代医家奉为圭臬。后来，张仲景也被尊称为"医圣"。

历代许多有成就的医学家，如唐代的孙思邈，宋代的钱乙、庞安时、许叔微，金代的成无己、刘完素，乃至明清时代的许多医学家，无不重视对《伤寒杂病论》的研究。自唐宋以来，《伤寒杂病论》的影响远及海外，日本、朝鲜及东南亚等地的国家，都有学者研究仲景学说。直至今天，要学好中医，《伤寒杂病论》仍是必读之书。

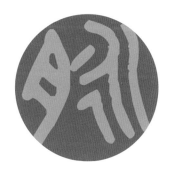

第三章

医脉传承

中医学理论体系的建立经历了相当漫长的时间，建立的过程同时也是传承发展的过程。自汉至唐，中医学主要处于传承、完善并走向成熟的发展阶段。

汉代以后至五代十国，经历了三国、西晋、东晋、南北朝、隋、唐几个重要时期。除了西晋、隋、唐时期的统一，大都处于战事连绵、分裂动乱之中。因为战乱，经济、人口都有重大损失，但同时带来的人员流动，包括各族文化的交流，引发了思想文化的融合，丝绸之路使外来文化不断传入。这些，都使这一动乱时期充满着思想上的碰撞与交融，在一定程度上促进了医学的进步与发展。

汉末儒学式微，玄学大兴，道教走向成熟，佛教得到迅速发展。南北朝后期，儒、释、道三家并立主导文化的格局初步形成。儒家的"中和""天人合一""阴阳""五行""气本论"，佛家的"四大说""缘起论""戒定慧""慈悲"，道家的"无欲""无为""道法自然"，对中医学的理论发展和医德思想的形成都产生了重要影响。特别是道家，像葛洪、蔺道人、陶弘景、王冰等，既是著名的医家，同时也是道家的代表人物。

这一时期，在秦汉医学理论体系构建的基础上，中医学理论不断完善，临床实践全面发展，成为医学传承发展的重要阶段。在脉学、病因症候学、本草、方剂、医经注释、医案、临床各科等方面都有长足进步，涌现出一批具有承前启后意义的医家、医籍。不少医籍是医史上现在所知的"首创"，并且成为后世遵奉的规范和准则。

脉学方面，魏晋王叔和对之前繁杂的脉学知识进行归纳、梳理，完成了脉学的第一次全面总结。他编有《脉经》一书，总结归纳了 24 种脉象，是现存最早的脉学专著，也是医史上影响最大的脉诊著作。

病因症候学方面，隋代巢元方等编撰了《诸病源候论》，详细论述了临床各科 1700 多种病候的病因、症状，是后世讨论研究病源的纲领性著作。

本草方面，南朝陶弘景在整理《神农本草经》的基础上，编撰了《本草经集注》，首次按玉石、草木、虫兽、果、菜、米食等自然属性将药物分类，并创造性地提出了"诸病通用药"，成为本草学发展史上的一座里程碑。

方剂方面，东汉以降，以方治病成为主流，集方成为一时之尚。无论官私，竞相为之，不断有方书问世。公元 7 世纪，隋政府曾组织编写《四海类聚方》，达 2600 卷，惜已失传。存世且对后世有重要影响者，有葛洪的《肘后备急方》、孙思邈的《千金要方》与《千金翼方》、王焘的《外台秘要》。这些著作，集唐以前医方之大成，也体现出汉唐时期重视集方的特点。

医经注释方面，南朝齐梁间的全元起首开《素问》注解的先例，继之者有隋末唐初杨上善编的《黄帝内经太素》和唐代王冰注释的《黄帝内经素问》，其中王冰之作对后世影响较大。此后，注经、解经成为中医经典传承和理论探讨的重要方式，被历代医家所重视并不断延续。

医案方面，西汉的淳于意创立"诊籍"，记录了 25 位患者的诊疗经过，是我国现存最早的医案，开后世医案书写之先河。淳于意是继扁鹊之后一位非常重要的医家，对于早期医脉的赓续具有突出贡献。

临证各科方面，现存最早的针灸科、外科、伤科、妇产科、儿科专著，都在这一时期问世。《针灸甲乙经》系统总结了晋以前的针灸理论，成为我国针灸的经典和规范;《刘涓子鬼遗方》和《仙授理伤续断秘方》将外治法与内治法相结合，注重整体观下的辨证论治，分别奠定了外科与骨伤科的基础;《经效产宝》对孕产期病证提出的调理气血、补益脾肾等理念，对后世妇产科的发展有重要影响;《颅囟经》中关于小儿脉诊、"纯阳"说、变蒸等论述，被历代医家引用和发挥。

可见，汉唐时期中医理论和临床方面的全面发展，既是对前代经验的总结，同时又成为后世的规范和准绳，体现了医学的传承与创新。

仓公创诊籍

西汉文帝时期，对犯罪的人还实行肉刑。肉刑主要有黥（刺面并着墨）、劓（割鼻）、刖（斩足）等，是直接摧残人体的一类酷刑。后来因为发生了一件事，这类酷刑就被废除了。这件事就是"缇萦救父"。

缇萦是淳于意的女儿，淳于意被人诬告，要从临菑（今山东淄博）押解到京城长安接受审问，若其罪属实，就要受肉刑之苦。临行前，他的五个女儿跟在后面哭。淳于意没有儿子，见到女儿哭哭啼啼，很不高兴，并说女孩不如男孩，在关键时候不顶用。这时，他最小的女儿缇萦，听了父亲的话，十分伤心，执意要跟随父亲到长安。

来到长安后，缇萦上书汉文帝，说明父亲为官清廉，行医诊病也以仁义为怀。如果施以肉刑，连改过自新的机会都没有。为了还父亲以清白，她表示愿意给官府做奴婢，替父赎罪。

汉文帝看过后，被缇萦的孝心所感动，而且经过审问，淳于意也没有什么罪过，于是赦免了淳于意，并且在这一年的五月下令废除肉刑。

这就是著名的"缇萦救父"的故事。班固曾在《咏史·缇萦》中称赞："百男何愦愦，不如一缇萦。"这件事发生在汉文帝四年（前176）。

淳于意是谁呢？他犯了什么事会惊动皇帝呢？让我们从头说起。

淳于意，复姓淳于，名意，临菑人。约生于汉高祖二年（前205），他因做过齐国管理粮食的官员——太仓长，人称"太仓公"或"仓公"。

除了管理粮食外，淳于意还喜好医药方术，先是拜公孙光为师学习医术，高后八年（前180）再拜公乘阳庆为师，得阳庆家传黄帝、扁鹊脉书等。学习三年后，能够"知人死生，决嫌疑，定可治"。于是，

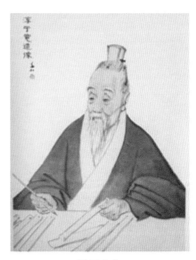

淳于意像

有很多达官显贵请他诊治疾病，如赵王、胶西王、济南王等都曾延请他，可谓声名远播。

有些王侯想请淳于意做专职侍医，淳于意不肯。大概因此得罪了权贵，他们便罗织罪名，诬陷淳于意。后来就有了"缇萦救父"的故事。

汉文帝在赦免淳于意之前，对他进行了一番详细审问，主要问他学医经历及治病的效果，淳于意都一一进行了回答。

在回答治病疗效时，淳于意一口气讲了他治疗的 25 个病例。这些都被史官如实地记录下来，并由司马迁写入《史记·扁鹊仓公列传》里，成了我们今天能见到的最早的中医医案。

淳于意对汉文帝说："今臣意所诊者，皆有诊籍。"就是说，他对所诊治的病人，均有记录。这些记录称为"诊籍"。

之所以要立诊籍，是因为淳于意师从公乘阳庆学成不久，老师就去世了，所以每诊一病就记明诊治的情形、预后的判断，以观察疗效，验证所得所失，总结经验教训，提高自己的诊疗水平。这是淳于意设立"诊籍"，对所诊治的每位病人做记录的初衷。

据《史记》记载，流传下来的 25 则诊籍，是淳于意为 25 位患者治病的过程，详细描述了患者的姓名、性别、职业、里籍、诊断、证候、病因、病机分析、治疗、预后、转归等方面。医案涉及的患者既有王侯将相、达官贵人，也有百姓、奴仆、侍者，接诊范围较为广泛。

下面我们举两个例子。

齐王黄姬的哥哥黄长卿在家设酒席请客，邀请了淳于意。客人入座，还没上菜。淳于意见王后的弟弟宋建面色异常，就说："你有病，在四五天前，你腰胁疼得不能俯仰，小便也不通畅。如不赶快医治，病邪就会浸润肾脏。趁着还没侵犯五脏，应抓紧治疗。现在你的病情只是病邪刚刚侵入肾脏，这就是人们说的'肾痹'。"宋建说："你说得太对了，我过去有腰疼的老毛病。四五天前，天要下雨，黄家的女婿们都在拾掇东西，我也不好意思闲着。看到粮仓下方有石头，我也跟着搬，结果石头没搬动，还把腰累着了。到了傍晚，腰就开始疼痛，小便也不顺畅，直到现在也没有好。"淳于意说他的病是因搬举重物引起的。之所以能诊出他的病，是因看到他的面色，两颊显示肾的部位约有四分是色泽枯干的，所以才知道四五天前病发作。接着，淳于意为他调制柔汤服用，18天病就痊愈了。

这个病案中，淳于意仅凭望诊就做出了准确诊断，可见其诊病水平之高。下面再看另一个脉诊的例子：

齐国一位名叫信的中御府长（掌管王后钱财衣物等出纳及库藏的官员）病了，淳于意诊脉后，判断为热病，并具体推断说："得这种病，是因为曾在天气严寒时泡在流水中，然后就发热了。"病人听了，马上说："对，就是这样！去年冬天，我为齐王出使楚国，走到莒县阳周水边，那里的桥坏了，我揽住车辕不想过河，可马突然受惊，一下子坠到河里，我的身子也浸到水里，差一点儿被淹死。随从的人赶紧跑来救我，我从水中出来，衣服全湿了，过了一会儿身体发冷，然后全身发热如火，到现在都不能受寒。"明确病情后，淳于意立即为他处"火齐汤"驱除热邪，服一剂后不再出汗；服两剂，热退身凉；服到三剂药，症状完全消失。后来，淳于意又让他服药大约20天，身体就完全恢复正常了。淳于意分析说，之所以能够明确地判断病情，是因为诊脉时发现热入于内。

能够通过脉诊精确地再现得病的过程，足见他脉诊的精湛。

淳于意是西汉时期的著名医家。司马迁撰写《史记》时，为两位医家立了传，一位是扁鹊，另一位就是淳于意。司马迁认为，能够接近扁鹊医学水平的，就是淳于意，所以就撰写了《扁鹊仓公列传》。

华佗遗青囊

《三国演义》里华佗为关羽刮骨疗毒的故事，可谓尽人皆知，华佗的高超医术、关羽的英雄气概给我们留下了深刻的印象。由此，很多人认为华佗是一位精于手术的外科医生。

实际上，华佗不仅仅擅长外科，他在内、妇、儿各科都有很高的造诣，处方用药之余，还重视针灸、导引。可以说，华佗是杂合中医多种治疗方法于一身的医学大家。

根据《三国志》记载，华佗，又名旉，字元化，生活在东汉末年，沛国谯（今安徽亳州）人。主要在安徽、江苏、河南、山东一带行医。

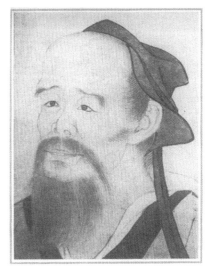

华佗像

有一次，府吏倪寻、李延二人结伴来找华佗看病，他们都感到头痛、身热，症状看似完全相同，却拿到了两个截然不同的方子，心中疑惑。华佗解释说："你们两个人虽然都是实证，但倪寻的实邪在于内，应当用泻下的方法，使在内的邪气从下而解；而李延的实邪在于外，应当用发汗的方法，使在外的邪气从肌表而解。你俩只是症状相似，疾病的本质却大相径庭，处方自然不一样。"可见，华佗能够透过相似的病症表象，找到病症的根本所在。

临床上有些病症，就像倪寻、李延一样，一般人看来症状是相似的，所以会理所当然地认为疾病相同、治法也相同。但在中医大夫眼中，因为发病时间、地点、病因、患者体质、疾病发展阶段等的不同，就算"症状"完全相同，"症候"也会有所差异，处方用药自然也就有了不同。通过望、闻、问、切，医生能准确地测知"症候"，是中医学辨证施治的关键。显然，华佗就是辨证的高手。

华佗针灸时，通常只选择一两个穴位。在针刺前，先告知患者行针过程中可能出现的感觉变化，达到效果之后立即出针；再配合艾灸，很快便能缓解病痛。他使用频率最高的穴位，沿脊柱两旁分布，在脊柱正中向左右两侧平移约两指宽的位置，能有效地调整脏腑功能，恢复机体健康，后世称之为"华佗夹脊穴"，这种针灸方法流传至今。

在方药针灸之外，华佗还精通心理情志疗法。据《后汉书·华佗传》记载，一位郡守身患疑难症，久治不愈，家属求治于华佗。华佗断定郡守之疾源于蓄积多年的瘀血浊毒，一时之间难以清除，便事先与郡守的长子商议，用"以情胜情"之法，设计激怒郡守，利用怒气上冲之势来祛除沉疴痼疾。

于是，华佗向郡守索要了巨额的诊金，却三番五次地找借口，不给郡守诊治。郡守敬重他的贤名，默默忍让。后来，华佗更加过分，竟然不辞而别，还留下了一封书信大骂郡守为官不正，为富不仁，极尽难听之词。郡守勃然，派人追杀华佗。郡守的儿子私下叮嘱下人不要真去追华佗，所以下人们均无功而返。郡守暴怒，吐出黑血数升，随后顿感心胸舒畅，病也逐渐痊愈了。

华佗擅长外科手术，但破开皮肤、切割脏器的疼痛，不是人人都能像关羽一样耐受的。为此，他创制了世界上最早的麻醉剂——麻沸散，患者服用之后，很快会感觉到意识昏沉。华佗趁此机会剖开肚腹、摘除肿块，最后将切口缝合，再敷上他配制的膏药，静心休养就可以恢复健康了。据《后汉书》记载，华佗能够在全身麻醉的条件下进行腹腔肿瘤切除、肠缝合等手术，这比西方全麻手术初获成功的时间（1848 年），要早 1600 多年。

此外，华佗的养生术也十分神奇，最具代表的是五禽戏。这是华佗以上古导引术为基础，结合虎、鹿、熊、猿、鸟五种动物的动作和形态而编订的"体操"。

这套功法在人体刚刚觉有不适时，练上一节，至微微出汗，就能感觉身体轻便，有效地防止疾病的深入。对于无病之人，时常修习有养生延年之效。与"流水不腐，户枢不蠹"的道理一致，生命在于气血的流通，而修习五禽戏正可以疏通气血，所以能够健身防病。他的弟子广陵的吴普、彭城的樊阿，遵照老师的教导，临近百岁仍身体轻健、精神矍铄，樊阿更是活了一百多岁。

华佗医技卓绝，当时曹操患头风，曾召他医治。华佗针刺膈俞，疼痛随手而减。后来曹操病情加重，华佗认为此病难以速愈，需要长期治疗。于是，曹操想把华佗留在身边医治，但华佗以妻子生病为由返乡，曹操数次书信召唤，均不应召。曹操大怒，在许都（今河南许昌）杀了他。据说，华佗死前，曾取出一卷医书交给狱吏，嘱咐说："这是我毕生心血所成，叫《青囊书》，你收好它，可以救人性命。"但狱吏怕殃及自身，犹豫着不敢收下。华佗也不勉强，长叹一声，亲手将《青囊书》焚毁了。可惜，一代名医，竟无著作

传世! 后人有诗叹曰:

> 华佗仙术比长桑, 神识如窥垣一方。
>
> 惆怅人亡书亦绝, 后人无复见青囊。

"青囊"的原意是古代医家存放医书的布袋, 自华佗之后, 人们常用这个词来代指中医。

当今华佗的家乡亳州建有"华祖庵", 人们发自内心地感谢与缅怀这位推动医学进步、造福后世子孙的伟大医家。古今常以"华佗在世"表彰优秀的医生。

脉学有准绳

中医有望、闻、问、切四诊, 在大众心中, 脉诊无疑是最具中医特色的。它属于四诊中"切诊"的范畴, 医生将三根手指搭在病人的手腕上, 就能诊察出脏腑气血的变化、疾病的转归, 这是何等的神奇!

脉诊神奇, 但并不神秘。

脉诊早在周代就开始用于实践, 扁鹊、淳于意、张仲景均精通脉法。到汉末, 医界积累了丰厚经验, 但论述庞杂, 缺乏相对统一的标准。加上脉诊是一种指下感觉, 对于初学者而言, 具象的知识容易掌握, 抽象的感觉往往难以体悟, 所以素有"心中了了, 指下难明"之说。

在这种情况下, 魏晋时的太医令王叔和, 率先完成了脉学的第一次全面总结, 系统整理脉象的名称、特点和临床意义, 编成《脉经》, 这是我国

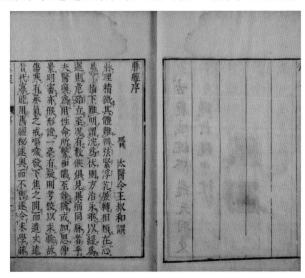

《脉经》

现存最早的脉学专著。

王叔和,名熙,高平(山东微山)人。生活在汉末晋初,曾任魏国的太医令,是一位具备深厚理论功底和丰富临床经验的医学大家,最擅长的正是脉诊。现在,让我们跟随《脉经》一起去探寻脉诊的奥妙。

第一,明确寸口脉的具体诊法。早在《黄帝内经》中,脉诊需要探查患者多处浅表动脉的搏动,包括头部、手腕、脚踝三处,每一处又分天、地、人三候,称为"三部九候"法。这样的方法诊查全面,但操作起来较为繁琐。

《难经》提出"独取寸口",认为寸口属手太阴肺经,是脉之大会,诊寸口能够反映全身脏腑气血经脉的状态。这使"三部九候"法大大地简化了,但寸、关、尺与脏腑之间没有明确的对应关系。王叔和明确了寸口脉具体的诊察方法:

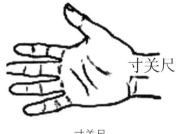

寸关尺

手掌向上,触摸手腕的外侧,就可以感受到桡动脉明显的搏动。这个位置距离太渊穴刚好一寸,所以被称为"寸口"。以桡骨茎突(手腕外侧面的高骨)为参照点,内侧动脉搏动的部位是"关"。将中指放在"关"上,食指和无名指自然垂落,对应的位置,食指为"寸",无名指为"尺"。左手的寸、关、尺对应着心、肝、肾,右手对应着肺、脾、肾(命门)。以左右手的寸、关、尺分别对应脏腑,这一理论自王叔和提出以来,被历代医家所传承,一直应用到今天。

第二,归纳 24 种脉象。在《脉经》之前,医书中对脉象的记载比较散乱,命名也不规范,算起来大约有 80 种之多,而且大多没有脉象的描述和说明。王叔和搜集、整理之后,进行了删减、合并,最终归纳为 24 种脉象,成为后世的诊脉规范。这 24 种脉象包括浮、芤、洪、滑、数、促、弦、紧、沉、伏、革、实、微、涩、细、软、弱、虚、散、缓、迟、结、代、动。

王叔和从脉位的深浅、脉力的强弱、脉率的快慢等方面总结了每种脉象的特点。比如芤脉的指下感觉是浮大而软,按之中央空,两边实。他又指出,脉象有相似者,如浮、芤、洪脉相类,弦、紧脉相类,沉、伏脉相类,很容易混淆，需要细细地体悟和辨察。另外，临床上还经常看到几种脉候同时出现，像浮数脉、沉迟脉、滑数脉等；又有不同的病证显现出同种脉象的情况，十分复杂。而一旦诊察失误，必定会影响下一步的治疗，贻误病情，甚至有生命危险。所以，诊脉绝不是件容易的事情，它需要扎实的中医理论，还要有长期的临床实践，加上反复地思考揣摩。

第三，将脉象与症、治相关联。王叔和深入阐述了不同脉象的临床意义，他提出脉象主病的总原则：迟脉为寒，涩脉血少，缓脉为虚，洪脉为热。他把不同脉象与具体的临床表现结合起来，进行诊断。比如脉浮，又有头痛、发热，往往是中风证；脉紧，伴随颈项后背疼痛，多是伤寒证；脉涩，伴有食后不适，往往提示胃气不足。再进一步把脉象、症状、诊断、治疗联系起来。他说，如果诊到紧脉，又见到头痛、浑身骨节、肌肉疼痛的症状，诊断为伤寒证。宜服麻黄汤发汗，针刺眉冲、颞，用治伤寒膏按摩治疗。这样，就把脉与临床的诊、治联系起来了。

在《脉经》之后，历代都有人片面地夸大脉诊的作用，认为只凭三个指头就可以决死生、救顽疾。实际上，脉诊的意义毋庸置疑，但高明的中医一定是四诊合参的。在上面的例子中，我们可以看到，脉诊大家王叔和也是综合诊断的，并没有单纯地依赖切脉。望、闻、问、切四诊缺一不可，相互补充印证，从整体角度分析病情，方能一举切中病机要害。

王叔和的《脉经》是医史上影响最大的脉学著作，后世脉诊大多将其奉为规范，并不断继承和发展。

针灸立规范

晋代文人左思构思十年，写成《三都赋》。十年磨一剑，自然是才情横溢。然而，左思当时尚未成名，这篇惊世之作不仅无人认可，还受到讥讽。后来，左思向名重一时的皇甫谧求教，皇甫谧读后拍案叫绝，并慷慨为之作序。由于得到名家的首肯与赞誉，《三都赋》很快传遍了整个洛阳，人们赞不绝口、争相传阅抄写，一时间竟让洛阳的纸张供不应求，价格上涨。这就是著名的典故"洛阳纸贵"。

《三都赋》由无人问津到闻名天下，关键性的转折人物就是颇负盛名的大家——皇甫谧。

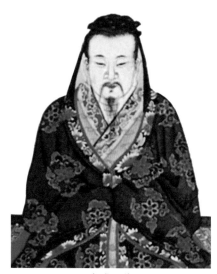

皇甫谧（215—282），字士安，号玄晏先生，安定朝那（今甘肃灵台境内）人，是魏晋时期著名的史学家、文学家、医学家。皇甫谧的名气很大，晋武帝曾屡次下诏，请他做官，许以高官厚禄，他都以体弱多病为由辞却了。

皇甫谧像

谁能想到，幼时的皇甫谧顽皮不羁、不思进取呢？他原本出身名门，祖上曾官拜将军、尚书，后来家道中落，年幼时便过继给叔父，成日和同村的顽童嬉笑打闹，20岁时仍然游荡无度，乡人都认为其痴钝。有一天，皇甫谧将采来的瓜果敬献给婶母任氏，任氏非但不开心，还教导他说："《孝经》说，即便每天用牛、羊、猪来奉养父母，仍然是不孝之人。你今年二十岁了，不读书，不明理，眼中还没有教义，心思不在正道上。"她叹了口气，又说："修身立德，专心学习，是你自己有所得，我又能得到什么呢！"说着，流下了眼泪。皇甫谧听后，大为震动，从此改弦易辙，勤学不怠。

因家境贫寒，无钱买书，皇甫谧到处借书抄阅，在农耕时都带着书本，常常沉迷于书中，达到了废寝忘食的地步，当时人们称他为"书淫"。就这样，皇甫谧最终成为"博综典籍百家之言"的大学者。

皇甫谧在文史学方面有巨大的贡献，著述颇丰，一定程度上填补了以往史学的缺漏，代表作有《帝王世纪》《高士传》《逸士传》《列女传》《玄晏春秋》等。不仅如此，他还被后人称作"针灸鼻祖"。那么，皇甫谧是怎样与针灸结缘的呢？

晋武帝请他做官，皇甫谧以疾病为由，推辞不仕，实际上他的一生确实饱受病魔侵害。他30多岁时就患了风痹，42岁时症状加重。风痹是风寒湿邪侵袭而引起的肢节疼痛或麻木的病症。皇甫谧半身麻木、活动不便，右脚偏小，听力也受到了影响。疾病的折磨促使他潜心研究医学，博览群经，手不释卷，尤其对针灸学产生了浓厚的兴趣。

在研究过程中，他发现自《灵枢》以后，针灸方面的论述庞杂晦涩、行文重复或残缺不全，学习起来十分困难，于是他下定决心整理肃清，对针灸学进行一次大规模的总结。

皇甫谧搜集了大量的资料，广泛阅读，深入考证，以《黄帝内经》和《明堂孔穴针灸治要》为底本，摘录、凝练其中与针灸相关的内容，并结合自己的所思所见，终于完成了一部为后世针灸学树立规范的巨著——《黄帝三部针灸甲乙经》，简称《针灸甲乙经》。

这部著作共计 12 卷 128 篇，是我国第一部体系较为完备的针灸学专著。

皇甫谧对古医书进行归纳、整理后，明确记述了 349 个穴位，比《黄帝内经》增加了 189 个。

皇甫谧着重强调针灸操作规范，诸如针刺深度、留针时间、禁忌、艾灸壮数等。书中记录了大约 200 个穴位的留针时间，以呼吸为计数，一般的穴位在 6—7 次呼吸之间。

皇甫谧认为，刺、灸要注意天时，春夏秋冬各有针灸的禁忌。他明确指出，有些穴位不可刺，有些穴位不可灸，有些穴位不可深刺。像云门穴，位于胸部，在锁骨下窝的凹陷处，这个部位如果深刺，会刺破肺尖，造成气胸。

在临床应用部分，皇甫谧分别论述了内、外、妇、儿各科多种疾病的病因、病机、证候及选穴和治疗，汇集了晋以前的针灸治疗经验。他针对临床的 200 余种疾病证候，提出腧穴治疗 500 余条。如目中翳障，眼睛疼痛流泪，针刺前谷穴；鼻中出血不止，针刺承浆穴、委中穴等。

《针灸甲乙经》系统总结了晋以前的针灸理论，此后的针灸学著作都以此为底本。它不仅成为我国针灸的经典和规范，指导着 1700 多年来的针灸临床诊疗，还促进了针灸的对外传播。该书先后被翻译为多种文字，流传至数十个国家和地区，为传播中医文化、促进医学交流发挥了重大作用。

肘后备急方

　　元代画家王蒙有一幅《葛稚川移居图》，在 2011 年的一次拍卖会上拍出了 4 亿多元的惊人价格。

　　这幅画描绘了晋代道士葛稚川携家迁居罗浮山途中的情景。画中的葛稚川手执羽扇，身着道服，神态安逸，正回首眺望。身后一仆牵牛而行，妻子骑牛抱子。此画以山水为主体，有崇山峻岭，有飞瀑流泉，有碧树溪潭，加上画中的人物，构成了一幅谨严、俊逸的山水人物画。

　　画中的主人公葛洪（约 281—341），字稚川，自号抱朴子，丹阳句容（今

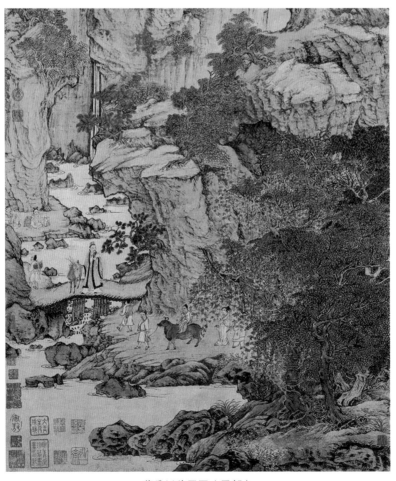

葛稚川移居图（局部）

属江苏）人，晋代著名医药学家、道家和博物学家。

葛洪虽出身官宦世家，但因战乱，家道中落。13岁丧父，家境贫寒，其叔祖葛玄以炼丹闻名。寡言好学的葛洪也喜好神仙导养之法，先师从郑隐学习炼丹术，后又以南海太守鲍玄为师。因平乱破贼有功，被封为伏波将军，赐爵关内侯。他的一生主要从事炼丹和医学，既是一位儒道合一的道教理论家，又是一位从事炼丹和医疗活动的医学家。

很多人认为中医只能治疗慢性疾病，而对于生命攸关的急病、重症却无技可施，这种认识未免失之偏颇。数千年来，中医守护着百姓的健康，其中自然也包括急、重、大病的防护与救治。提到急救，有一本书不可不提，那便是葛洪的《肘后备急方》，这可以说是我国历史上第一部临床急救手册。顾名思义，"备急"就是以备急病急需，"肘后"即藏于袖中随身携带。

《肘后备急方》录自葛洪自著的《玉函方》。《玉函方》共100卷，今已亡佚，从其宏篇巨制来看，应是集当时医疗经验之大成的巨著。后来为了在危急仓猝之时可以迅速翻检查找，葛洪便将其中能救急且简要实用的部分摘录出来，编成《肘后救卒方》，又名《肘后备急方》，多简称《肘后方》。该书共3卷，是一部以治疗急症为主的综合性方书。

后来，陶弘景将其整理增补为《补阙肘后百一方》，金代杨用道又增补改名为《附广肘后备急方》。现在流行的8卷，是经过多次增补的版本。

《肘后备急方》共记载常见急症20多种，以及一些急救措施。选方简单，所用药物具备"简、便、廉、验"的特点，适宜于百姓救急所用，以应"备急"之名。

如槟榔治寸白虫（绦虫），密陀僧防腐，甘草、大豆、生姜汁解药物或食物中毒，使用催吐泻下等方法排毒。还记载了多种外伤止血法、人工呼吸法、洗胃术、救溺倒水法、腹穿放水法、导尿术、灌肠术等。

此外，这本书对传染病有较高水平的认识，首次明确提出"疠气"为传染性疾病的病因，记载了天花、沙虱病等传染病的发病地域、感染途径、预后及预防。

最值得一提的是，《肘后备急方》最早记载用青蒿绞取汁治疗疟疾，为现代药理研究提供了宝贵的线索。1971年，以屠呦呦为首的科研团队，首先从青蒿中发现抗疟疾的有效提取物，1972年又分离出具有新型结构的抗疟有效成分青蒿素。2015年，屠呦呦获得诺贝尔生理学或医学奖，这是中国科学家在本土进行的科学研究首次获得诺贝尔奖，也是中国医学界和中医药成果迄今获得的最高奖项。

本草里程碑

　　南朝时期的陶弘景（456—536），字通明，丹阳秣陵（今江苏南京）人，是一位充满传奇色彩的人物。他前半生在宦海浮沉，后半生在山林修行。他博览群书，以一人之思通百家之理，是当时著名的医药学家、道教思想家，对本草学有着不可磨灭的功绩。

　　少年时代的陶弘景勤奋好学。据史书记载，四五岁的他非常喜爱读书，很少聚众玩耍。九岁时开始接触儒家经典，打下了深厚的文学基础。他常年保持着阅读习惯，不断开阔自己的眼界，以求知为乐，以不知为耻。十岁的时候偶然间读到了葛洪的《神仙传》，被这本书深深吸引，对它爱不释手，昼夜思索，由此产生了长生的遐想。

　　陶弘景虽然在南齐时官拜左卫殿中将军，但他并没有执着于仕途，在战乱纷纷、城头变幻大王旗的社会背景下，便产生了归隐山林的想法。齐永明十年（492），他辞去官职，隐居在茅山，开始专心地从事

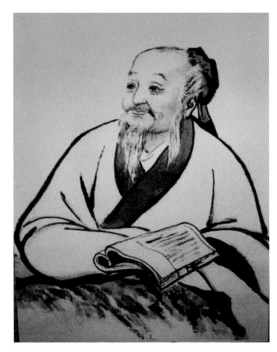

陶弘景像

道教和医药研究。

梁代齐后，梁武帝曾多次下诏，加送厚礼邀请他回归朝堂，而陶弘景决意不从。武帝爱才却不强求，尊重他的选择，并为他提供黄金、朱砂、雄黄等以供炼丹之需。

每当国家出现吉祥或凶劣的征兆，或者面临难以决定的重大事件时，梁武帝就会派人到山中咨询陶弘景。正因为如此，他被人们称作"山中宰相"。

陶弘景在众多领域广有建树，道学、天文、历算、医药、地理、炼丹等方面均有著述，《本草经集注》是他对中医学最大的贡献。

当时广为流行的本草著作是《神农本草经》和《名医别录》，陶弘景将《神农本草经》中的 365 味药全部保留，删减《名医别录》的生僻药品，同样筛选出 365 味，将两书合而为一。加上自己的考证研究与运用心得，著成《本草经集注》。为了尊重先贤，使后人能将原著与自己的观点加以区分，他选用朱色抄录已有的原文，用黑色补充自己的思考，这两部分内容一目了然。

该书将常用药物扩充了一倍。陶弘景认为原有著作的药物排列也不尽合理，于是提出按照属性分类药物的新形式。首创以玉石、草木、虫兽、果、菜、米食、有名未用分类，这是中药学研究方法上的进步，也是后世种属分类的开端。

此外，书中还创造性地提出了诸病通用药的概念。所谓"诸病通用药"，即以病为纲归类药物。陶弘景分析列举了 80 多种疾病的通用药物，如大黄、蒲黄、朴硝、桃仁、水蛭、牛膝等通治瘀血证，蜀漆、大青、牡蛎、鳖甲等通用于温疟……将"辨病用药"与"辨证论治"相结合，方便了临床处方时对药物的检索。

《本草经集注》的书名虽然源于《神农本草经》，却不只是对原书作简单注解。该书内容广博，使我国本草学发展成为一门包罗万象的博物学，以双色分书，为后世本草编写树立了典范。

毫无疑问，《本草经集注》是中药学发展史上的一座里程碑。

"鬼遗"外科方

东晋末期，我国出现了一部外科学专著——《刘涓子鬼遗方》。读者可能很奇怪：为什么书名叫作"鬼遗方"呢？南齐时期的龚庆宣整理重编该书时，在序言中记载了一个离奇的故事，书的命名即源于此。

刘涓子，本是京口（今江苏镇江）人，曾担任彭城（今江苏徐州）内史，后来随军出征，在军队中为将士们治疗战伤病痛。有一天傍晚，他在丹阳郊外狩猎时，依稀看到了一个巨大的轮廓，约有两丈多高。刘涓子不知何物，讶异之中拉弓射了一箭，射中的时候听到雷电风雨般的声音，接着这个怪物就不见了。

第二天，刘涓子带着弟子再次搜寻，发现昨晚的怪物叫黄父鬼。他们暗中来到黄父鬼的住处，听到院内阵阵捣药声。从门缝望去，见一人躺卧院中，一人翻阅书册，一人正在捣药。当即率人破门而入。院内三人见到刘涓子一众前来，惊慌失措，瞬间消失无踪，遗落了一卷方书，和一臼尚未捣好的药。

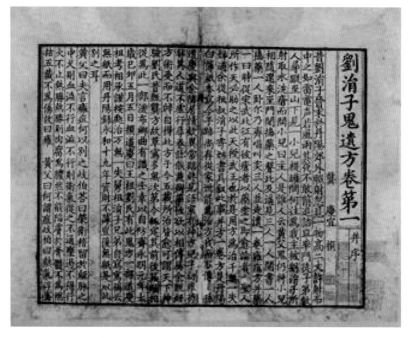

《刘涓子鬼遗方》（宋刻本，国家图书馆藏）

刘涓子本就精通医理，好奇地拿起方书细细看去，只见上面记载的主要是痈疽一类外科疾病的治疗方法，便将这本方书与药一同带回。用臼中所遗之药敷治金创，应手而愈。之后，刘涓子潜心研究，按书中理论辨病用药，疗效显著。

看到这里，大家应该明白了，因为此书是黄父鬼遗落的，所以将它命名为"鬼遗方"。不过这终究是传说，许多中医经典借用鬼怪之名假托，是为了突显书中精到的医理和令人称奇的疗效。实际上，这应该是刘涓子作为一位随军外科医生，系统总结治疗战伤和疮疡痈疽的经验所成。书中的很多方法确实非常有效，极大地促进了外科治疗专科化的发展。

《刘涓子鬼遗方》是目前现存最早的外科学专著，原本 10 卷，现传本只有 5 卷。该书主要记述了全身各部位痈疽疮疡的证治经验，痈疽、疮疡许多是由战争刀枪导致的，具有明显的军队外科学的属性。

对于开放性创伤、肠道脱出难以回纳的情况，书中创制了"小麦喷疮方"。这时肠腔内压力增高，不适合强用外力，因取小麦为主药，多次提纯去渣，制成"喷雾剂"。使用之后，能缓和肠道紧张，降低腔内压力，促进肠道自行回纳。

书中理论源自《灵枢·痈疽》，不仅载录了丰富的外治法内容，同时提倡应用内治法。该书指出，在痈疽的早期，多用清热消散的方子；到了痈疽后期，溃脓较多，出现气虚的症状，多用补益类方药如内补黄芪汤等。外治法根据病情选用洗、灸、薄、贴、膏、揭、熏、敷、绢压、箍围、水蛭吮吸诸法；若已成脓，则用针、烙法排脓祛毒。这种内治辨证用方、外治敷贴与手术相结合的方法，开辟了外科治疗的新思路，更为后世外科"消、托、补"三大基本治疗原则的形成奠定了基础。

《刘涓子鬼遗方》比较全面地反映了两晋南北朝时期的外科水平，为医学史研究留下了宝贵的文献，同时在外科学的理法方药多个层次，都有实际临床指导意义，对后世中医外科学的发展产生了重要的影响。

"仙授"理伤法

东晋时,外科出现了一部"鬼遗"方;到了唐代,骨伤科又出现了一部"仙授"法——《仙授理伤续断秘方》。"鬼遗"源自刘涓子与黄父鬼的故事,那么"仙授"又是怎么来的呢?

我们先来了解一下这本书的作者——蔺道人,他生活在唐朝中晚期的长安(今陕西西安),是一位有着丰厚学识的出家人。在医学方面,他熟读《黄帝内经》《难经》《肘后备急方》《千金要方》等书,最擅长骨伤科的治疗。

蔺道人原在长安,后来到江西农村,开始农桑生活。蔺道人的邻居是一户姓彭的人家,经常帮助他耕作。有一次,彭家的儿子在上山砍柴的过程中,不慎摔伤,导致颈椎、肱骨多处骨折,生命危在旦夕,当地医生束手无策。蔺道人得知后立即前往救治,经过数次的整复、敷治,最终恢复了以往的健壮。从此,乡亲们纷纷宣扬蔺道人医术高明,来找他看病正骨的人也越来越多。

习惯了清静安宁的蔺道人不愿为世俗打扰,于是将自己的医疗技术和伤科书稿《理伤续断方》,毫无保留地传授给彭家子弟,然后就悄然离开了。人们见他突然消失,便传说他是"天神下凡",对他更加崇敬,于是将书稿改名为《仙授理伤续断秘方》。

这本书只有一卷,主要论述骨折与关节脱臼的临床症状和治疗方法,虽然篇幅短小,却有着极高的学术价值。

该书简明概括了骨折、脱臼的常规治疗,包括清洁伤口、检

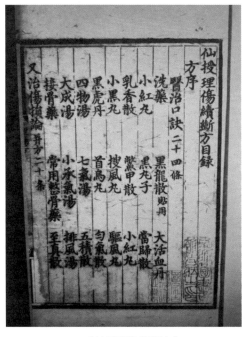

《仙授理伤续断方》

查诊断、牵引整复、复位敷药、夹板固定、复查换药、服药、再洗等十几个步骤。记载了伤科常用的止血、手术复位、牵引、扩创、填塞、缝合等具体操作方法，还有常用的验方。这些都是骨科的治疗常规，因其实用，很快便成为后世骨伤科遵循的基本法则。

对骨折复位固定，该书提出了"动静结合"的治则。骨折的复位，首先要"静"，保证有效的固定。在这个前提下，提倡适当活动患肢，减少后遗症的发生，这就是"动"。动静结合的理念，直到今天仍然是骨折复位、恢复的总原则。

这本书有一个突出的特点，就是整体观念。蔺道人认为，人是一个有机的整体，一处的病变必然会影响全身，引起全身的气血紊乱，并导致瘀血停积。所以，伤筋断骨虽然是"伤"在局部，但"病"却在全身。在这一思想指导下，蔺道人无论是对新创伤的处理，还是对创伤后遗症的治疗，都强调从整体着眼，辨证求因，审因论治，调治全身气血。整体观下的辨证论治，从古至今一直都是中医外科和伤科的特色，也是优势所在。

书中记载了40余张常用外科方剂，包括外洗、外敷、内服等多种用法，为后世伤科用药、内外兼治奠定了理法基础。我们非常熟悉的"四物汤"首见于该书，由当归、芍药、川芎、地黄四味组成，意在调治骨折引起的气滞血瘀，养血和血以流通气机，加速伤处的痊愈。后世广泛应用于内、外、妇、儿临床各科病症。还有大活络丸、小红丸、大红丸等，都有祛瘀生新、活血止痛的功效，符合伤科临床辨治规律，所以一直被后世所沿用。

蔺道人的《仙授理伤续断秘方》，是我国现存的第一部骨伤科专著，集中反映了唐代骨伤科的突出成就，是后世骨伤科学的奠基之作。

儿科《颅囟经》

隋唐时期，我国儿科学得到迅速发展，不仅有了小儿专科，而且出现了儿科专著、专论和众多的儿科方书。

《诸病源候论》《备急千金要方》《外台秘要》等综合性著作对小儿护养、

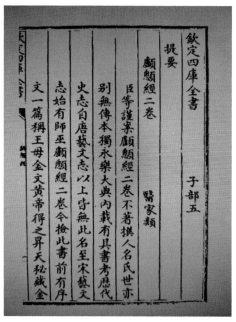

《四库全书》中的《颅囟经》

生长发育规律、诊脉方法、常见病证的认识和治疗经验进行了较为系统的总结和整理。唐代太医署的医科中设有儿科（少小科），儿科医生必须在学习 5 年后经考试合格才能担任。

我国现存第一部儿科学专著《颅囟经》大约出现于隋唐时期，书名取小儿初生时颅囟未合之义。

《颅囟经》的作者已无从考证，《诸病源候论》中曾提到此书，表明该书流传已久。可惜的是，原书早已失传，现在我们能见到的主要是编纂《四库全书》时根据《永乐大典》辑佚出来的。

全书共 2 卷，首论小儿脉法与成人的不同，次论受邪之本与治疗之术。对惊痫、疳痢、火丹（丹毒）等症叙述较详。全书附方 41 首，可以对症选用。

论述中很多学术观点对后世儿科医学产生了深远影响。如称 3 岁以下小儿为"纯阳"，谓其"元气未散"。"纯阳"是形容小儿元气纯真、生机勃勃的状态，《颅囟经》的小儿纯阳说对后世儿科理论与临床实践产生了重大影响，后世医家阐释小儿生理多从此立论。

另外，该书以脉法开篇，虽内容较少，但影响颇为深远，明确指出了小儿诊脉与成人不同，但取寸口而不分寸关尺。注意到小儿和成人的呼吸、脉动频率不同，成人正常的节律是一个呼气间脉跳两次，一个吸气间脉跳两次，呼吸交替间脉动一次；而小儿的正常节律往往偏快，一个呼气或一个吸气间，脉搏跳动可以达到三次。如果按成人的脉律来算，就不准确了。

书中还提到小儿生长过程中的"变蒸"现象。所谓"变蒸"，是中医解释婴幼儿生长发育规律的一种学说。变，指的是变其情智，发其聪明，主要是智力发育；蒸，指的是蒸其血脉，长其百骸，主要是形体发育。

两岁以内的小儿，由于生长发育旺盛，血脉、筋骨、脏腑、气血、神志等各个方面都在不断地变异，蒸蒸日上，每隔一定的时间就有明显的变化，并且还可表现出一些类似于病的症状，但不是病态，是小儿精神、形体阶段性生长发育的一种生理现象。

《颅囟经》认为小儿六十日一变蒸，会出现发热、食乳不下等症状，上唇往往会有小米粒大的突起，称为"变蒸珠子"。遇到这种情况，要注意与其他病变相鉴别。主张用退热饮子，而不可乱用药，以免扰乱了正常的生长规律。后世医家在此基础上对变蒸多有讨论。

"病症"篇主要记载了小儿常见病症。涉及鹅口（由口腔念珠菌感染引起的口腔黏膜炎症）、夜啼、眼赤、温热、呕吐、腹肚痛等各脏腑系统病症。其中以五脏为中心辨治疳证对后世产生了重要的影响。

《颅囟经》对后世儿科学的发展影响较大，是我国儿科学的奠基之作。书中的学术观点多为后世医家所引用发挥，据《宋史·方技传》记载，被称为"儿科鼻祖"的宋代名医钱乙，其医术即源于此书，足以说明其意义深远。

巢元方论病源

隋大业五年（609），负责督造大运河的官员麻叔谋患病，不能坐起，起则头晕目眩，恶心呕吐，饮食不进。隋炀帝命太医令巢元方赴宁陵（今属河南）为其医治。巢元方诊为"风逆病"，给他开了个食疗方：将嫩羊肉蒸熟，

掺上药末食用。麻叔谋如法而行，药末吃
完而病愈。后来又按方吃过几次，病没再
复发。

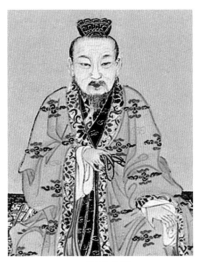

巢元方像

关于巢元方生平籍贯的记载，史料不
详。大约生活于公元 6 世纪末至 7 世纪中
期。曾任太医博士、太医令，从他为麻叔
谋诊病一事，可知其医术高明。

隋唐以前，医学上没有论述不同疾病
的病因症候学专著，这对于据病选方、用
方十分不便。因此，巢元方上奏隋炀帝，
建议编写一部有关著作，并起好名字——
《诸病源候论》。隋炀帝表示同意，诏令他和太医署吴景贤负责主持，组织
相关人员进行编写。

巢元方除了把当时医书上的疾病加以汇集外，还特别对前人没有论及
或论述不详的疾病进行调查。大约用了 5 年时间，于大业六年（610），编成
了《诸病源候论》。

书成之后尚未刊行，隋炀帝开始征伐辽东，战乱随之而起，此书则被
束之高阁。到了唐朝开元、天宝年间，任职尚书省、门下省的王焘在弘文
馆发现了该书手稿，如获至宝。后来王焘编写《外台秘要》时，在每篇开头
都冠以此书之论。

《诸病源候论》流传到宋代，因朝廷重视医学，乃命集贤校理晁宗悫、
王举正等人校理该书，与《素问》《难经》等一起雕版印刷，使该书广传于世。

全书 50 卷，分各科疾病为 67 门，列证候 1700 多论。分别论述了内、外、
妇、儿、五官等各科疾病，以及传染病的病因症候。每种病候进一步细分，
对各科病症候的记述可谓范围广博、覆盖面大。如妇产科病包括妇人杂病、
妊娠病、将产病、难产病、产后病诸候。儿科杂病有 255 候之多。又如仅
一个咳嗽就有 15 论，除第一论"咳嗽候"为总论外，又分为久咳嗽候、咳
嗽短气候、久咳嗽上气候、咳嗽脓血候、久咳嗽脓血候等共 14 种症候。

该书对疾病病因的论述，在前人理论基础上有所创新与发展，提出了许多新见解。如在"温病候"中指出，该病具有传染性，后世多称"瘟病"或"瘟疫"，其病因是感染了"乖戾之气"。书中说，该病皆因岁时不和，温凉失节，人感乖戾之气而生病，病气可以传染，甚至可以造成灭门。面对这种疾病，重点在于预先服药或采取其他方法预防。

该书还认识到某些地方病的发生，与该地区的气候变化及地理环境密切相关。如三吴以东的"射工""水毒"病，即今之血吸虫病，其流行系水源传播所致；岭南的"瘴气"，由"杂毒因暖而生"，说此病生于岭南一带山瘴之气，患病后忽冷忽热，休作有时，皆由山溪源岭瘴湿毒气致病。

《诸病源候论》虽是探讨病因证候的专著，但也叙述了不少有关治疗创伤的外科手术和缝合理论，记载了肠缝合术、创面缝合术、血管结扎止血术、清创术、拔牙术等手术内容。此外，该书还介绍了诸多疾病的导引法。

该书作为现存最早的病因证候病机学专著，反映了我国 7 世纪时医学理论与临证医学的发展水平，对后世医学发展具有深远影响。唐以后的医著，如孙思邈在编撰《备急千金要方》和《千金翼方》时，曾大量参考、引用其有关资料和观点。日本丹波康赖的《医心方》、宋代王怀隐等奉命编著的《太平圣惠方》等都引用了其中的大量内容。宋代旧制，考试医生曾以该书为命题依据；宋代以后的医学著作，在病源症候方面也多以此书为准。

甄权绘明堂

河南扶沟县有一位名医，一生行医，活人甚众，事迹被载入《旧唐书》《新唐书》等史册，唐太宗李世民曾亲临其家，赐他寿杖和衣物，这位医家就是编绘明堂图的甄权。

甄权，约生于南朝梁大同七年 (541)，卒于唐贞观十七年 (643)，许州扶沟 (今属河南省周口市) 人，终年 103 岁，是一位长寿的医家。幼年时因母亲生病，与弟弟甄立言立志习医，兄弟二人精究医术，熟读方书，后来都成了当时的名医。

隋开皇初年（581），40 岁的甄权任秘书省正字。正字是个官职，主要负责掌校典籍，勘正文字。甄权任职后不久，便称病辞归，专注于临床诊治与著书立说。

甄权在脉理、针灸等方面均有很深的造诣，撰有脉学著作《脉经》《脉诀赋》，针灸学著作《针经钞》《针方》《明堂人形图》等。遗憾的是，这些著作都已经亡佚，仅有少部分内容被《备急千金要方》《千金翼方》《外台秘要方》《铜人腧穴针灸图经》《针灸资生经》等医籍引录才得以流传，也使我们可以窥见甄权的事迹与学术。

甄权在针灸学方面的成就最为突出。众所周知，皇甫谧的《针灸甲乙经》奠定了后世针灸学的基础，厘定腧穴 349 个，在穴位的分布上做了分部、分经，可惜仅是文字描述，不够直观。甄权在《甲乙经》的基础上，于《明堂人形图》中将人分成"仰人""伏人""侧人"三个体位，从这三个角度绘制了人体腧穴经络图，清晰明了，使人一目了然，成为后世经络腧穴图之滥觞。甄权对于腧穴的定位、主治、宜忌都有明确的阐发。比如少商穴，位于手大拇指外侧，距离指甲根角一韭叶皮肤赤、白交界处的正中间，这个位置可以候脾、肺二经，不宜用灸法，针刺时要忌生冷及热食。其他像尺泽、天府等穴位，都有类似的详尽描述。

《旧唐书》记载有甄权治病的故事，可见其针灸造诣之深。鲁州刺史库狄钦患有风痹，肩臂疼痛，不能挽弓射箭。他找了很多医生来治疗，都不见效。甄权的治法很有意思，他让患者拿起弓箭，做出射击的姿态，然后施针，刺肩髃穴。肩髃穴的位置在肩部三角肌上，在臂外展或向前平伸时，肩峰前下方出现的凹陷处就是肩髃。甄权让患者挽弓，是取这个姿势有利于针刺肩髃穴。一针下去，效果立竿见影，库狄钦肩臂之患瞬间痊愈，即刻便能射箭了，真可谓神效！

唐武德年间（618—626），安康郡公李袭誉出镇潞州，甄权以征士的身份随行，他顺便把自己刚刚绘制完成的《明堂图》拿给李袭誉看。恰逢深州刺史成君绰患了颈肿的病候，喉中闭塞不通，连续三天水米不进，情势危急，甄权针刺患者的右手次指之端，大约一顿饭的工夫，喉咽闭塞的症状就得以改善，气息渐渐通畅，第二天就饮食如常了。李袭誉亲眼见到了这一神奇疗效，对甄权的学术和著作由衷钦佩，亲自为《明堂图》作序，并将其刊行。唐初的缙绅之士，多摹写甄权的《明堂图》，很快传遍天下。

甄权在唐初的名气很大，孙思邈在《千金翼方》中说："今所述针灸孔穴，一依甄公明堂图为定。"当时人们对于经络和腧穴的认识并不统一，存在着多种观点，孙思邈明确指出以甄权的《明堂人形图》为标准，可见对他的推崇和认可。

甄权不仅擅长针灸，还精通养生之法，他认为吐故纳新是益寿延年的有效方法，主张饮食清淡，以使胃气调和，精气充足。贞观十七年（643），在他103岁的那一年，唐太宗李世民亲自来探望这位百岁老人，请教有关药性及养生方面的道理，甄权将他所著的《药性论》呈上。唐太宗大为赞叹，授他为朝散大夫，并赐予寿杖、衣物。

甄权的弟弟甄立言精通本草，著有《本草音义》《本草药性》《本草集录》《古今录验方》等，兄弟二人皆以医术享誉于时。

官修《唐本草》

药典是一个国家记载药品标准、规格的法典，一般由国家药品监督管理部门主持编纂、颁布实施，具有法定性和规范化的特点。世界上很多国家都颁行有药典。

我国早在唐代就编撰了一部具有药典性质的本草著作——《新修本草》，也被称为《唐本草》或《英公本草》。

唐朝建立之后，经济繁荣，文化昌盛，民族间的交流、西域和印度文化的传入，都使当时药物的数目和种类大大增加，人们对药物的认识也更为深入。至高宗时，距陶弘景编撰《本草经集注》已过去一百多年，《集注》的不足渐渐彰显，已不能满足当时的用药需求。于是苏敬提出由政府主导编修本草的动议。

苏敬是湖北人，宋代因避讳宋太祖赵匡胤的祖父赵敬之名讳，被改写作"苏恭"。他精通医药，曾任朝议郎，后任右监门长史、骑都尉等职。唐高宗显庆二年（657），苏敬向皇帝上书，指出《本草经集注》有不少阙漏错误之处，有必要对本草知识和用药经验进行总结、整理，编撰一部更为全面、准确的本草专书。

唐高宗采纳了这一建议，征召当时著名的医药学家、学者及行政官员共 20 多人，组成了一个实力强大的编撰队伍，指定由太尉长孙无忌总领。这支编写队伍中，有掌管医疗的太医令、担任帝王医疗工作的御医、掌管药物的官员尚药奉御和药藏监，也有熟悉经籍图书的弘文馆大学士，以及通晓历史的太史令等，可谓贤者群集，苏敬则是这一浩大工程的实际主持者。

为了编撰这部书，政府诏令 133 个州选送道地药材，进行了一次前所未有的、全国范围内的药物大普查，利用药物调查的资料、进献上来的药物标本绘制药物图谱。编撰既注重广泛调查，又重视集体讨论，历时两年，于显庆四年（659）最终完成。

《新修本草》共 54 卷，分为三个部分，即《本草》《药图》和《图经》。《本草》部分主要阐发药物的性味、产地、采制及功用主治；《药图》部分就是根据从全国各地征集来的道地药材所绘制的药图；《图经》部分是对图谱的文字说明，可谓图文并茂。后世的药物图谱就是从此兴起的。很可惜的是，当时印刷术尚未用于大规模的图书印刷，书籍的流通主要是依靠手抄，所以流传并不广泛。到了北宋时期，珍贵的药图、图经部分即已亡佚，仅正文有残卷存世，另有部分内容被辗转保存于宋代唐慎微的《经史证类备急本草》中。

《新修本草》收载药物 844 种，较之《本草经集注》新增 114 种。新增的药物大多常用且疗效确切，并收载了龙脑、安息香、诃子、阿魏、郁金、胡椒、底野迦等 20 多种外来药物，体现了唐朝"万方来朝"的盛况。药物分类沿袭了《本草经集注》的自然属性分类法，分为玉石、草、木、人、兽、禽、虫、鱼、果、米谷、菜、有名无用等类。

这部书的编撰十分严谨，采用朱墨分书的办法，正文中将《神农本草经》的文字以朱色书写，其他以墨色书写；新增药物均标以"新附"二字，出自《本草经集注》的药物则在开头冠以"谨按"二字，以示区别。在内容上，本着"有验必书""无稽必正"的原则，对药物的性味、产地、功效、采集、炮制等作了详细的补充，同时纠正了《神农本草经》《名医别录》以及陶弘景注解中的一些错误，具有较高的学术价值和实用价值。

《新修本草》是我国医史上第一部由政府主导编撰的本草，具有较高的权威性。据《旧唐书·职官志》记载，唐政府将此书规定为医学生的必读书籍。这部书还流传到日本，日本平安时代中期律令《延喜式》这样记载："凡医生皆读苏敬《新修本草》"，并规定要读足"三百一十日"，可见其在国内外的影响之大。直到400余年后，宋代官修《开宝本草》问世，才逐渐被取代。

药王著"千金"

如果从历史上推举一位长寿医生的代表，他会是谁呢？公认的答案是隋唐时期的孙思邈。

孙思邈卒年有确切记载，是公元682年，但生年素有争议，主要有生于公元541年、560年、581年三种说法。即使以最短的时间来计算，他也活了101岁，是当之无愧的长寿医生。

孙思邈，京兆华原（今陕西省铜川市耀州区）人。自幼聪敏好学，据说自七岁开始读书，一天能记诵千余字。他一生十分勤勉，涉猎群书，对儒家、道家、佛家、历史、天文、地理各个方面都有深入研究，是一位通经史、知百家的饱学之士。

孙思邈之所以习医，主要是因为他年幼多病，屡次求医，几乎耗尽家产，于是立志岐黄。由于他资质聪慧，又勤奋好学，常常不远千里搜求验方，很快

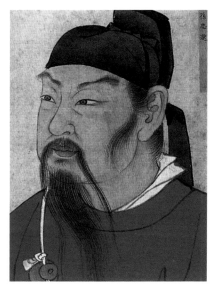

孙思邈像

便积累了丰富的医学理论和临床经验。

孙思邈在生活、行医中十分注重积累。唐贞观五年（631）七月十五日夜晚，孙思邈的左手中指不小心碰到了树上，到了第二天早晨疼痛剧烈，痛不可忍。又过了十天，疼痛不断加剧，疮肿日渐高大，颜色暗红像熟小豆一样。听说前人有治疗的方子，他大胆进行尝试，结果收效显著，一用即愈，疼痛消除，不到十天的工夫，疮面平复而痊愈。孙思邈认为此方"大神效"，将它收录在《备急千金要方》中。他有几次患有痈疽病，所用过的方子，只要有效便记录下来。行医时，或听闻别人用之有效的方子也都积累起来。就这样，收集了很多实用而有效的方子。

孙思邈有两部著作：一部是《备急千金要方》（简称《千金要方》），另一部是《千金翼方》。书以"千金"为名，是因为孙思邈视生命比千金还要贵重，如果这些医方能救人性命，就是功德无量的事。

《千金要方》写成于唐永徽三年（652）。时隔30年，孙思邈发现《千金要方》有不足和缺漏的地方，所以他将自己晚年在理论、临床上的所得汇集起来，又编著了《千金翼方》一书。"翼"是附翼、羽翼的意思，是对《千金要方》的补充。

孙思邈的两部著作，涵盖了唐以前的医论、医方、诊法、治法、食养、导引等各方面内容，是综合性医学著作，具有百科全书的性质。两书在中国医学史上具有多方面的突出贡献。

《千金要方》开篇为《论大医习业》和《论大医精诚》，对医生的学习与医德提出了明确要求。尤其是《论大医精诚》被后世视为中国医生的行医规范，堪比西方的《希波克拉底誓言》。

"精"是指医生要有精湛的医术。孙思邈认为，要做到医术精湛，就得大量读书。除医学的书之外，还要涉猎五经、三史、诸子等传统文化的各个方面，这样才能触类旁通，真正领悟医道。

"诚"是指医生要有高尚的医德。孙思邈要求医生对病人要一视同仁，要不避险阻、举止大方，临证深思熟虑、无欲无求、安神定志。

"精"与"诚"是医生必备的精神信仰，反映了儒家的仁义忠恕、佛家的恻隐慈悲、道家的无欲无求，体现出整个传统文化的核心和精髓。《论大医精诚》不仅适合于医学生和医生诵读，也适合非医人士阅读。

孙思邈的两部著作中记载了八千多首方子，可谓集唐以前医方之大成。这些医方，既有前代医籍中载录的方子、自己亲历有效的方子，又有民间验方、少数民族医方、国外医方等，来源广泛。像今天常用的犀角地黄散、大续命汤、小续命汤、温脾汤等，都出自以上两书。又比如今天常用的治疗小儿高热惊风的紫雪丹，就源于《千金翼方》。

孙思邈在针灸学方面也有突出的贡献，他主张针、灸、药综合应用，不可偏废。他说，一个医生若只懂用针而不会用灸，或者只会用灸而不会用针，只会针灸而不会用药处方，那么都不能称之为"良医"。这种在临床上多法综合应用的主张，在今天看来也是很有意义的。

还有，孙思邈提出了"阿是穴"。阿是穴就是病变处最痛的那个部位。举个例子，有人落枕，脖子、肩特别难受，会找其他人帮忙揉一下、敲一下，总会揉到最疼的一个点，这时他会情不自禁地说："啊，啊，是，就是这儿。"这个痛点就是"阿是穴"。现在的针灸处方经常会配伍上一个阿是穴，就是来源于孙思邈。

孙思邈的成就还远远不止这些，其他像在本草、养生、食疗及妇科、儿科等方面都有划时代的贡献。他在世时就深受百姓景仰，同时也受到皇家看重。唐太宗李世民就曾写诗称赞他："巍巍堂堂，百代之师。"

后世经常称孙思邈为"药王"，并不是因为他在药学方面的突出成就，而是因为他对整个医学的重要贡献。孙思邈以垂世之行、垂世之著、垂世之方、垂世之言，留下了垂世之名，所以被后世尊奉为"药王"。

王冰注《素问》

自古以来，注经、解经是赓续民族文化的重要形式。中医的学术传承也不例外。

《黄帝内经》作为中医学的奠基之作，在中医发展史上具有举足轻重的地位，许多医家都对其进行过编次校订。《黄帝内经》由《素问》与《灵枢》两部分构成，后世医家分别对其展开注解。这次我们要认识的医家，是对《素问》传承做出重大贡献的王冰。

王冰，籍贯不详，约生活于唐景云年间至贞元年间（710—804），相传曾任太仆令，所以后人又称他"王太仆"。王冰青年时期喜好养生，得到了道学高人玄珠先生的赏识，跟师学习多年，尽得其传。为表达对恩师的感念，王冰自号启玄子，启于玄珠先生，以此表明自己学术的渊源。

王冰认为医经《素问》文简意博，理奥趣深。他潜心研读《素问》多年，发现由于历时久远，虽然不乏授学之人，但世间通行版本为八卷本，且内容较多纰缪，篇目重叠，前后不一，严重地妨碍了对经文的学习。加之受"非其人勿授"观念的影响，有些老师在传授时还常有所保留，以至于世人习读多年不得入其门径。

王冰目睹此情，立志要改变现状，让圣贤的慈惠流传千古，于是精勤博访，搜集资料，历经十二年之久。他的精诚之心令人敬佩，也得到了师友们的支持与帮助。某天，一位姓郭的先生将王冰邀请到家里，拿出了自己的老师张公秘传给他的《素问》珍本。此本较世间通行的版本多了一卷，主要内容是七篇大论。王冰读后，大为惊叹，因为他发现新增的这一卷内容全面、条理清晰，与前八卷的内容前后呼应，前八卷中众多的疑难均可得以解决。于是，王冰把旧藏的版本与新得的版本相互参详，对《素问》进行了一次全面注释，于宝应元年（762）成书。

首先，他对《素问》原书篇卷次序进行了重新编次。将《素问》中原先放在后面的《上古天真论》《四气调神大论》《生气通天论》《金匮真言论》集中放在前面，为现所见《素问》的第一至第四篇，讲述养生方面的内容；接下来是阴阳相关的问题，即第五篇《阴阳应象大论》、第六篇《阴阳离合论》、第七篇《阴阳别论》；再往下是脏腑相关问题，即第八篇《灵兰秘典论》、第九篇《六节藏象论》、第十篇《五藏生成论》、第十一篇《五藏别论》。

经过这样的调整以后，读者可以按养生、阴阳、藏象、诊法、病能、经络、治法等次序来学习和理解《素问》，条理性就更强了。

其次，王冰补入了运气七篇大论。这七篇大论分别是:《天元纪大论》《五运行大论》《六微旨大论》《气交变大论》《五常政大论》《六元正纪大论》《至真要大论》。运气学说，是中医理论中的重要组成部分。其主要内容是在"天人相应"的理论基础之上，以干支为推演符号，通过十天干建"五运"，十二地支纪"六气"，探讨不同时段的气化特点以及在天、地、人层面的表现，推断不同时段气候变化对疾病的影响。

王冰补注《素问》，使得运气学说得以流传，为中医理论的发展做出了贡献。此外，王冰在补注《素问》的过程中，表现出了十分严谨的治学态度。在具体工作过程中，凡是所添加的字，他一律用"朱书其文"的形式，使古今必分，字不杂糅。

王冰的编次注释对后世产生了很大影响，同时也是学习《素问》的重要参考资料。宋代林亿在校注《素问》序中评价说:"迄唐宝应中，太仆王冰笃好之，得先师所藏之卷，大为次注，犹是三皇遗文，灿然可观。"

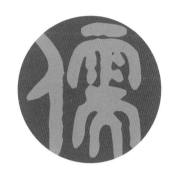

第四章

医儒交融

　　宋代是我国医学发展史上极其特殊而重要的时期，医学在这一阶段发生了一些新变化。

　　北宋政治体制与前代相比，文官制度得到充分发展，文官的选拔任用受到重视，士子的社会地位得到提高。科举制度逐步完善，取士人数较唐代大幅度增加。大量培养儒士的结果，极大地促进了文化、科技的发展。尤其是雕版印刷的盛行，对于文化传播产生了划时代的影响。

　　北宋政府对医学高度重视，多位皇帝喜好医学，亲自介入多种医药学术活动。宋代医政制度在沿袭唐制的基础上有所加强，除卫生行政、医学教育、宫廷医药外，更扩展到医书出版、药材交易、社会抚恤等领域。

　　政府重视医学的具体举措主要有：一是颁布医药相关政令，促进医学发展；二是成立校正医书局，专事医籍搜集、整理、校勘工作，并雕版刊行多种重要医学著作；三是开办国家药局，建立惠民局、和剂局，严格把控药物质量，推广成药，成为世界上官办药局的开端；四是以政府的力量编修本草著作，先后编纂了《开宝本草》《开宝新详定本草》《嘉祐本草》三部本草著作，并命苏颂对全国药物进行普查，编纂成图文并茂的《图经本草》；五是编纂印行《太平圣惠方》《圣济总录》《太平惠民和剂局方》等大型方书，其中以《太平惠民和剂局方》的影响最为深远；六是举行官办医学教育，由国家对医学人才进行培养和选拔。

以上举措使前代的医学理论、医药经验，以及主要的医学著作得以保存和流传，推进了中医学术的发展。若论政府对医学的重视和推动，宋代在中国历史上是绝无仅有的。

在这种背景下，一部分文人在"不为良相，愿为良医"的思想影响之下，进入医学队伍成为儒医。或儒而兼医，或医者通儒，形成了从医群体的新格局。儒医的出现，改变了医学从业人员的结构，医生的文化素质明显提升，打开了医学发展的新局面。儒医有以下特点：

一是尚仁爱。以仁为本、注重医德修养是儒医的重要特征。

二是重经典。儒医对于研习医学典籍特别是四大经典极其重视。宋代涌现出朱肱、庞安时、许叔微、郭雍、成无己等一大批《伤寒论》研究的著名大家，掀起了伤寒研究第一个高潮，体现了儒医对经典的重视。

三是究医理。宋代儒学讲究格物穷理，推究事物的原委、道理。儒医擅长对医理的推求和阐发。比如方剂学，汉唐之时人们注重搜方、集方，方书众多，方剂数量也相当可观。然而，当时医生并不重视对方义的探析，并未很好地将"辨证"与"处方"有机结合起来。宋代医家对方剂的研究开始转向用方之理、组方法度，由此开创了方剂研究的新局面。

四是擅著述。儒医因为知识水平较高，博史通经，善于归纳、总结，长于著书立说。他们喜欢将自己对经典的理解、理论的发挥、临床的经验记录下来，流传后世，留下了丰富的医学著作。

儒医的出现，成为推动宋、金、元医学发展的重要原因。除伤寒研究的几位名家外，唐慎微也是著名的儒医，他在前人本草研究的基础上，博采经史百家相关论述，并结合自己的临床经验，编纂了《经史证类备急本草》，成为宋代本草学的高峰，也是明代李时珍编写《本草纲目》的蓝本。

宋代，解剖学有了一定发展，在尸体解剖方面医界积累了较多经验，并保留了一些根据实体描绘的解剖图谱，较著名的有北宋《欧希范五脏图》和《存真环中图》。此外，《圣济总录》对全身骨骼的描述相当全面详细。

病因学方面，北宋陈言撰有《三因极一病证方论》，将复杂多样的致病因素归纳为三类——内因、外因、不内外因，这一学说成为后世乃至今天病因学的规范。

诊断学方面，南宋崔嘉彦精研脉学，撰写了《崔氏脉诀》，以《难经》中浮、沉、迟、数四脉为纲，统领《脉经》24脉，因以四言歌诀写成，流传广泛，影响较大。南宋施发的《察病指南》在脉诊的阐发上有突出成就，特别是绘制了33种脉象图，以图示脉，别开生面。

北宋钱乙所著《小儿药证直诀》，总结了小儿的生理、病理特点，提出了儿科用药的法则和注意事项，并创立了一批儿科名方，被后世奉为幼科之鼻祖。

此外，宋代还出现了世界上第一部比较系统的法医学专著——《洗冤集录》，在世界法医学史上卓然而立，熠熠生辉。

喜好医学的北宋皇帝

当代学者廖育群这样评价："在中国医学发展史上，要说对医学关注最多的王朝，当数北宋时期。"对于医学发展，北宋几位皇帝功不可没。

《宋史·太祖本纪三》中记载了这样一个故事：宋太祖赵匡胤的弟弟赵光义（原名赵匡义，因避讳改赵光义）得了病，病情严重，表情痛苦。赵匡胤前去探望他，并亲自为他"灼艾"，进行医治。灼艾就是现代的艾灸。由于烧灼的力度比较大，赵光义疼得直冒汗。赵匡胤看到，十分心疼，就用艾在自己身上灼烧，要与弟弟同甘共苦，希望以此分担弟弟的痛苦。赵光义被兄长的关心深深打动了。

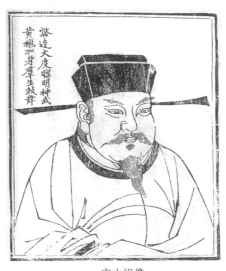

宋太祖像

这个故事后来演变为一个成语"灼艾分痛"，用来比喻兄弟友爱。由此可见，宋太祖赵匡胤不仅知晓医学知识，还能进行艾灸的实际操作。

宋真宗赵恒也留下了不少与医药相关的故事。比如《本草纲目》（"苏合香"药下）就记了这样一件事：太尉王钦若身体虚弱，气弱多病。宋真宗赐给他一瓶药酒，让他空腹时饮用，说可以"和气血，辟外邪"。王太尉服药后"大觉宽健"，第二天向皇帝拜谢。宋真宗说这是苏合香酒，对于调和五脏、去除腹中各种疾患都有极好的效用。接着在朝堂上向大臣们介绍了药酒的制备方法。群臣纷纷效仿，饮用苏合香酒盛于一时。

宋仁宗赵祯在位 41 年，是宋代在位时间最长的皇帝，朝中出现了晏殊、韩琦、范仲淹、富弼、包拯、欧阳修等名臣。据《本草纲目》（"赤小豆"药下）记载，天禧四年（1020）前后京都疰腮流行，当时赵祯也出现了耳前腮部肿痛。御医仔细察看后，断定就是感染了疫毒所致的疰腮。御医采用了内服药物局部贴敷膏药的办法，但病情不轻反重。御医换了一位又一位，但病情不见好转。后来有人献来一首效验单方（有说是道士赞宁所传），用赤小豆 70 粒研为细末，用水调成糊状，外敷在患处。连续治疗三天，疰腮居然完全好了。此时的赵祯已经 10 岁左右，这次的经历对他日后重视医学应该起了积极作用。赵祯 12 岁即位，在他执政期间，开创性地实施了多项推动医学发展的举措。铸针灸铜人、成立校正医书局等对医学理论的总结、传播起到了极其重要的推动作用。

宋仁宗是一代明君，他性情宽厚，勤政爱民。皇祐元年（1049），京师疫病流行，老百姓患病去世者众多。宋仁宗命令太医院尽快调制防治药物，配制药物时要用到犀角。太医在搜集来的药材中发现了"通天犀"。通天犀是一种上下贯通的犀牛角，古人视其为无价之宝。仁宗的贴身侍卫李舜想留下，供皇帝以后使用。宋仁宗知道后，坚决拒绝：我怎能将珍奇之物看得比百姓的生命还重要呢？要求太医将犀角打碎入药，尽快将药发放到百姓手中。《宋史·仁宗本纪》历数他在位期间的众多成就后，称赞他的一生，着实无愧于一个"仁"字。

宋代皇帝中医学造诣最高的，莫过于宋徽宗赵佶。徽宗自幼爱好笔墨丹青、骑马射箭、蹴鞠，对医学也有着浓厚的兴趣。宋徽宗执政之前，宋代医官没有专门的官阶，地位低下。政和年间，诏令单列 22 层医官官阶，分别授予"大夫""郎""翰林"等不同品秩，大大提高了医官的地位。"大夫""郎中"成为后世对医生的称谓，即源于此。

徽宗非常重视医学教育，于崇宁年间设置"医学"，改革医学教学与考核措施，提高医学校的社会地位，吸收儒生学医，为医学教育的发展做了有益的探索。他还敕办官药局、建立医药慈善制度、敕修方书等，为医学的发展发挥了积极的作用。宋徽宗不仅重视医学，而且深入研究医学，并有很深的造诣，他曾亲自编写《圣济经》。这是我国唯一一部由帝王本人署名编撰的医学著作。徽宗在位期间将《圣济经》颁于天下，作为太学和医学学习、考试的教材。《圣济经》上遵《内经》之义而阐释其要、发明《内经》之妙，并对前贤诸多名家理论进行整合，论述了阴阳五行、天人关系、孕育胎教、脏腑经络、食疗养生等理论内容。

《圣济经》流传较广且未有散佚，清人陆心源刊行《十万卷楼丛书》时收录《宋徽宗圣济经》，得以流传至今。《圣济经》流传期间，诸多医家吸收发挥了运气学说、法象药理以及儿科理论，推动了宋以后乃至于今天的中医学发展。

此外，宋徽宗还组织编纂了大型方书《圣济总录》，全书 200 卷，收方近 20000 首，保存了大量理论与经验。

校正医书局

北宋初，政府颁布了"访求医书诏"，于各地求购医书。经过一段时间的积累，朝廷藏书达到了一定数量，但部分书籍的品相残破严重。嘉祐二年（1057），枢密使韩琦上书朝廷，指出医书存在的严重问题，并建议派专人进行编修。宋仁宗采纳了他的建议，诏令在编修院成立校正医书局，任命直集贤院、崇文院检讨掌禹锡，秘阁校理林亿、张洞、苏颂等为校正医书官，后又命高保衡、孙奇、孙兆为校正。这些编修人员博学多才、涉猎广泛，在多个领域均有突出成就。

掌禹锡，早年以进士授道州司理参军，历任屯田员外郎，集贤院校理，直集贤院、崇文院检讨，直秘阁学士等职，官至太子宾客。他博学多闻，曾修撰《皇祐方域图志》《地理新书》等，是著名的地理学家，同时兼通医学。

林亿以赋诗应试而被录入，为翰林学士，才学出众，并精通医药。

张洞以擅文著称，历任水军判官、秘阁校理、尚书祠部员外郎、度支员外郎、江西转运使等职。

苏颂，曾任馆阁校勘，后调升国史馆集贤院校理，对于经史、诸子百家、图纬、律吕、星宫、数学、山经、本草无所不通。

高保衡，官国子博士，职封朝奉郎。因为治政有方，曾多次受到皇帝嘉奖。同时精通医理，熟谙方药。

孙奇和孙兆兄弟二人，是尚药奉御孙尚之子。两人均是进士及第，精通医道。孙奇任朝奉郎，孙兆曾任尚药奉御、殿中丞。特别是孙兆，对医学经典有深入研究，医术高明，声名远扬，曾著有《素问注释考误》《伤寒方》《伤寒脉诀》《孙兆方》等书，可惜都散佚了。

校正医书局的工作流程十分严谨，共分为"主校""复校"和"补校"三个环节。比如《嘉祐补注本草》是由掌禹锡主校，《伤寒论》《金匮玉函经》《金匮要略方论》由孙奇主校，《重广补注黄帝内经素问》由林亿主校，《外台秘要》由孙兆主校。"复校"是在主校基础上再次进行核对，"补校"是对主校的补充。像孙奇主校的三部医书，通过校勘注文和落款的标注，可知是由林亿进行补校，高保衡、孙兆、林亿三人进行了复校。

由于校勘人员水平高，校勘过程又十分严谨，校正医书局的校勘成绩是很突出的。单是对《素问》一书，就改正了错误六千多字，增加注解释义两千余条。

每一部书校勘完成，都要上奏朝廷，并由林亿等为之作序，再由国子监颁行，雕版刊行。最初刊印的是大字本，字大、疏朗、美观，但是费版、费纸、费墨。由于成本高，导致书价高，平民医生往往无力购买。

看到这种情况，校正医书局奏请皇帝，请求刊印小字本。著名的《伤寒论》，就是在英宗治平二年（1065）刊行的大字本基础上，哲宗元祐三年（1088）刊印了国子监小字本和浙路的小字本。《脉经》《千金翼方》《金匮要略》《嘉祐补注本草》《图经本草》等都先后刊行了小字本。小字本的出现，节约了成本，使医籍迅速流传开来。

校正医书局的工作历经 10 年，约在 1061—1077 年陆续刊行了《嘉祐补注本草》《图经本草》《素问》《伤寒论》《金匮要略》《金匮玉函经》《脉经》《针灸甲乙经》《备急千金要方》《千金翼方》《外台秘要》共计 11 种。

校正医书局的工作，使一些重要的医籍免于亡佚的噩运而被保存下来，还对医学理论进行了整理和规范，极大地促进了医学理论的继承和传播，为后世医学的发展做出了不可磨灭的贡献。

宋代医官的培养

宋代的医生主要可分为两大类，即医官和民间医生。学医的途径有家传、跟师及官办医学教育。其中，官办医学教育是朝廷培养医官的主要途径，类似于我们今天的医学院校。

今天要想进入医学院校学习，必须通过高考的选拔。宋代官办医学教育的入学程序比现在要复杂得多，学医的年龄要在 15 岁以上，达到年龄，先递交"家状"，即姓名、家世出身和履历，相当于今天的"简历"。"简历"投到太常寺，还要有"保荐"和"结保"。"保荐"由现任官员作为担保人，如有差错担保人要连坐；"结保"是学生之间互相担保监督，若一人有事，保内的人均有责任。

通过上述的选拔步骤，有志学医的人就成了"预科生"，具备了听课学习的资格，他们要在太医局听课至少一年。如果上一级学生有缺额，再通过考试选拔补缺。考什么呢？据《素问》等经典著作拟定问答题十道，答出五道为合格。其他题目根据分科不同而有差异，比如针科、方脉科的考题是不一样的。这一次入学考试称为"补试"。经考试合格，就成为正式医学生——局生。

那么入学以后，怎么学习呢？先说专业（分科）与课程设置，以宋徽宗崇宁二年（1103）为例。当年医

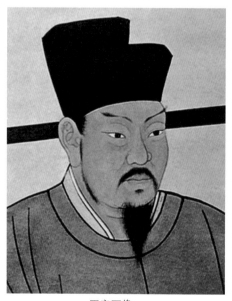

王安石像

学分为三大科：方脉科、针科和疡科。方脉科包括大方脉、小方脉和风科。大方脉相当于今天的内科，小方脉相当于儿科。针科包括针、灸、口齿、咽喉、眼、耳科，相当于今天的针灸科和五官科。疡科相当于今天的外科。

不管学哪一科，都要学习必修公共课程：《素问》《难经》《诸病源候论》《嘉祐补注本草》《千金要方》，内容涵盖了中医理论、病因、本草、方剂，体现出课程设置体系的完整性。分科不同，又有针对性的专业课程，如方脉科要加习《脉经》《伤寒论》；针科学生要加习针灸著作《针灸甲乙经》、眼科著作《龙木论》等。

学习过程采取"三舍"升降制。"三舍法"是王安石变法中教育方面的一大改革，最初是针对太学生的，后来也引入医学教育中。主要特点是分级教学，将太医局的学生分为外舍、内舍和上舍，刚入学的是外舍，一年以后合格的升为内舍；内舍学习两年，合格的升为上舍；上舍再学两年毕业。由外舍升内舍、内舍升上舍，都是以考试名次为先后，升级率都不超过三分之一。

当时的考试大致分为理论考核和临床考核两大部分。

理论考核，每月一次私考，每年一次公考，考试成绩分优、平、否三等。成绩优、平者，外舍升补内舍，内舍升补上舍。考试的内容有墨义、脉义、大义、论方、假令、运气六大类。

墨义，考记问之博，也就是经典的背诵能力；

脉义，考察脉之精，也就是诊脉的能力；

大义，考天地之奥、脏腑之源，也就是基础理论水平；

论方，考制方佐辅之法，也就是处方用药的水平；

假令，考症候方治之宜，即模拟的病案题；

运气，考五运六气，即当年的运气分析。

当年的试题还保留在《太医局诸科程文格》一书中。

考核还非常重视临床实践和医疗技术。临床考核的依据是"印历"，相当于今天的病历，据此考核诊疗的得失。内舍和上舍的学生必须有临床实践，要为武学、律学等非医学专业学生，以及各营将士诊治。填写统一印发的印历，要求在印历上详细、真实地记录诊疗的经过和治疗效果。

年终根据疗效高低分为三等，十人全部治好的为上等，十人治好了九人为中等，十人治好了八人为下等。如果十人有三人无效，视为不合格，要降等级。如果十人治疗有效的不足五人，就开除学籍。

学习过程中，不仅有惩戒措施，还有激励措施。上等，月给钱十五千，不超过二十人；中等十千，不超过三十人；下等五千，不超过五十人。这里所说的月钱，大概类似于今天的奖学金。能够拿到奖学金的合起来只有一百人，意味着另外三分之二的学生只供食宿，没有月钱。何况，还有末位淘汰制，成绩太差会受到惩罚，并面临降级、退学的危机，竞争压力之大可想而知。

宋朝十分重视医学考试，宋徽宗时医学生曾一度与儒学生一起参加殿试，重视程度于此可见一斑。宋代的医学教育对当代医学教育依然有着重要启示。

针灸铜人

在日内瓦的世界卫生组织总部，有一具铜人雕塑，默默地"讲述"着中国传统医学的"古意新象"。这具铜人，是中国送给世界的国礼。

2017年1月18日，习近平主席在瑞士日内瓦向世界卫生组织赠送了一具针灸铜人雕塑。这个全身雕满腧穴的"青铜侠"立刻吸引了世界人民的目光。

它的前身是北宋时王惟一设计铸造的天圣针灸铜人。

北宋仁宗皇帝对针灸非常重视，认为这是关乎人命的大事。他发现，当时流传的针灸书，以及《黄帝明堂偃侧人图》一类的针灸图谱，因为年代久远，反复传抄，有不少的缺漏和错误，经络、腧穴部位的标示也有些

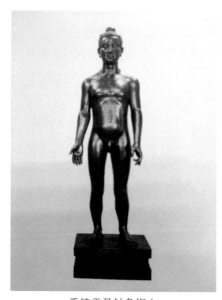

重铸天圣针灸铜人

紊乱。如果在临床操作中，对腧穴、经脉的定位出了差错，不仅治不好病，还有可能危及生命。所以，仁宗皇帝把纠正针灸书中的错误、规范经络和腧穴作为当务之急，任命翰林医官王惟一来完成此项任务。

王惟一（约987—1067），著名针灸学家。曾任太医局翰林医官、朝散大夫、殿中省尚药奉御等职，历任仁宗、英宗两朝医官。天圣四年（1026），王惟一编撰完成了《铜人腧穴针灸图经》（简称《图经》），明确了人体657个腧穴的定位，还画有3幅经络图。《图经》有说、有图，便于临床应用，加上又是官府颁行，所以很快成为宋代针灸学教育和临床取穴的规范，还做成了碑刻，以便流传。

然而，宋仁宗看后，仍不满意，他觉得还不够直观，要求活灵活现地将经络和腧穴呈现再来。王惟一反复思考，想到了前人曾铸有人体经脉模型，于是就有了一个精妙的构思。

天圣五年（1027），由王惟一主持、设计，能工巧匠们铸成了两具一模一样的针灸铜人。因为当时年号为"天圣"，所以后来人们称其为"天圣针灸铜人"。

天圣针灸铜人由青铜铸成，身高和青年男子相仿，面部俊朗，体格健美。头部有头发及发冠，上半身裸露，下身有短裤及腰带。人形为正立，两臂自然下垂，掌心向前。铜人中空，被浇铸为前后两部分，前后两组青铜铸件利用特制的连接拼插起来，连缀为一体，可以拆卸组合。内部藏有脏器，拆卸后可看到体腔内有木雕的五脏六腑和骨骼。铜人体表刻有穴位，共有657个。最妙的是，所有的穴位都钻凿有小孔，与体内相通，体现了当时较高的人体美学水平和铸造工艺。

天圣针灸铜人可以使人立体地、直观地了解穴位的正确位置，对经脉、腧穴的疑问涣然冰释。更了不起的是，它还能用于医学考试。

宋代每年都在医官院进行针灸医学会试，考试前，考官在铜人体表涂上黄蜡，这样铜人体表标示的经脉、穴位就全部覆盖住，应试者就无法看到了。然后将水（一种说法是水银）注入铜人体内，考生只能凭所记知识和经验下针，一旦准确地刺中穴位，水就会从穴位中流出。这一奇特的现象被称为"针入水出"。反之，如果取穴不准确，针刺有偏差，那肯定是扎不进去的。

天圣针灸铜人既是古代精密的医学模型，也是形象实物教学法的重要发明，是教育史上的创举。

天圣针灸铜人除了用于针灸教学外，还被用于针灸学的普及与推广。所以两具铜人，一具放在朝廷医官院，用于学医者观摩练习以及考试用；另一具与碑刻《图经》一并放置在京城（今河南开封）大相国寺的仁济殿，供医者、百姓前来参观、学习。

天圣针灸铜人的珍稀奇妙，似乎注定了它们的命途多舛。百年后，劫难降临了。

靖康元年（1126），金兵大举南侵，攻破北宋的都城汴京，大肆掠夺奇珍异宝。这两具铜人，一具不知所终，另一具历经辗转，落到了蒙古人手中。由于磨损严重，元中统元年（1260），元世祖忽必烈命尼泊尔工匠阿尼哥对天圣针灸铜人进行修复。

明英宗时，又命工匠在天圣针灸铜人的基础上复制了一具针灸铜人，当时年号"正统"，被称为正统针灸铜人。

清光绪二十六年（1900），藏于太医院的正统针灸铜人被俄国人掠走。太医院医官为了弥补这一损失，于光绪二十八年仿造了正统针灸铜人，后称"光绪针灸铜人"。这具铜人高 182 厘米，雕刻腧穴 664 个。虽然铸造工艺也算得上精湛，但没有内脏部件，也没有胸腹中空、穴位与内相连的设计，远不及天圣针灸铜人精巧，失去了作为教具、考具的功能。不能不说，天圣针灸铜人的遗失，是历史的遗憾。

习近平主席向世界卫生组织赠送的国礼，便是以 3D 技术原尺寸复制的"光绪针灸铜人"。

除此之外，明代高武曾针对男、女、儿童不同的骨度分寸，分别铸造了 3 具针灸铜人，为学习和研究针灸提供了新的视角；清代官方编纂的《御纂医宗金鉴》成书后，乾隆皇帝为奖励编纂人员，曾铸造了一批针灸小铜人，编修者除官升一级、奖书一部外，还可得到一个小铜人。这些都是医史上比较著名的针灸铜人。当代，多有对针灸铜人的仿制，如 20 世纪 80 年代河南开封市卫生局曾组织专家重铸针灸铜人置于大相国寺。

今天，针灸铜人已成为我国传统医学的象征。

编了二百年的《局方》

《太平惠民和剂局方》为宋代太平惠民和剂局编写，是第一部由官方主持编撰的成药配方，与《太平圣惠方》《圣济总录》并称为宋代官修三大方书。

这部书的成书过程，还要从王安石变法说起。

宋神宗熙宁年间，王安石推行市易法，国家垄断药物出售。针对当时一些药商制造、贩卖假药的恶劣情况，开办熟药所专门加工成药，由国家实行医药购销专卖。并实施药物售价分级制度，按照民众的生活水平规定不同的售药价格：生活困苦的穷人国家无偿送药，寻常百姓可以低价购药，而对于达官贵人，国家则按正常价格出售。

为了保证群众用药的质量与疗效，元丰年间，宋神宗下诏，遍访天下名医，征集民间验方，经太医局审核筛选，择优誊录汇辑，使之流传于世。

这正是国家编撰成药方书的由来。元丰八年（1085），由政府组织编著的成药方书告竣，取名为《太医局方》，共3卷。

随着国家医疗卫生体系的变革，熟药所改置于诸路会府，加工成药的权力下移，《太医局方》应用也更加广泛。

宋徽宗大观年间，朝廷发现《太医局方》在传抄的过程中存在许多错误，于是展开校订该书的

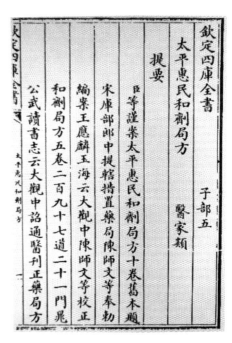

《四库全书》收录的《太平惠民和剂局方》

工作。诏命陈师文等人勘误《太医局方》，书成之后，更名为《和剂局方》。此时全书篇幅增加至 5 卷，分 21 门，收录 297 方。

靖康之变后，部分宋室南迁至临安，再次调整国家管理机构。绍兴十八年（1148）将熟药所更名为"太平惠民局"。3 年后，宋高宗再次下诏，对《和剂局方》进行勘误、增补。这次修订，增加了《绍兴续添方》的内容，并更名为《太平惠民和剂局方》。

宋理宗宝庆、淳祐年间，朝廷又组织人员将《宝庆新增方》《淳祐新添方》《续添诸局经验秘方》等内容加入《太平惠民和剂局方》中。这次工作完成后，《太平惠民和剂局方》才算定稿。

从宋神宗元丰八年（1085），到宋理宗淳祐年间（1241—1252），跨越两宋，历时约 160 年，加上前期积累，本书编撰长达 200 年左右，也算编撰史上的奇迹。

今天我们所见的《太平惠民和剂局方》（简称《局方》），全书共 10 卷，另附指南总论 3 卷。按疾病分类汇总成药方剂，包括诸风、伤寒、一切气、痰饮、诸虚、痼冷、积热、泻痢、眼目疾、咽喉口齿、杂病、疮肿伤折、妇人诸疾及小儿诸疾，共 14 门，载方 788 首，详细记述了方剂的药物组成、主治功效、配伍原理及具体制备方法。

《局方》收录了许多著名方剂，被后世广泛应用。如"伤寒"门中的香苏散、川芎茶调散、藿香正气散，"一切气"门中的平胃散、四君子汤，"痰饮"门中的二陈汤、人参定喘汤等。还有大家耳熟能详的逍遥散、十全大补汤，都经由这部书保留下来。今天喝的藿香正气水，就是由藿香正气散制成的。

《局方》还有一个非常突出的特点，那便是重视成药的制作与应用。这与当时人们的用药习惯有关。因为成药具有携带方便、价格低廉、易于储藏等优点，深受人们喜爱。书中成药剂型如丸剂、散剂等占据一半以上的篇幅，并且其他剂型也有被制成成药的记录。因此，这本书也被后世誉为我国药学史上第一部成药制剂规范。

目前，《局方》的许多方剂为中医学院校《方剂学》课本的重点内容，在临床实践中也被广泛应用，是研究中医学、中药学的必读书籍之一。

苏颂与《图经本草》

被李约瑟称赞为"中国古代和中世纪最伟大的博物学家和科学家之一"的苏颂，是北宋杰出的政治家、天文学家、医药学家、博物学家。

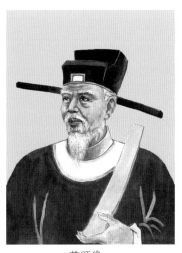

苏颂像

苏颂（1020—1101），字子容，泉州南安（今福建省厦门市同安区）人。

苏颂出身官宦之家，从小跟随父亲读书，勤奋好学，聪颖过人。宋庆历二年（1042），苏颂与王安石同榜高中进士，最初担任宿州观察推官。皇祐五年（1053），苏颂担任馆阁校勘，开启了校正和整理古籍的生涯。嘉祐二年（1057），苏颂改任集贤校理、校正医书官。

他利用编纂书籍的机会，博览秘阁藏书，为后来的研究工作奠定了坚实的基础。后来，苏颂出任江宁、颍州、杭州、开封等地方的官员，治绩斐然，又任刑部尚书、吏部尚书直至掌握全国行政大权的宰相，为仁宗、英宗、神宗、哲宗、徽宗五朝重臣。

苏颂是一位知识渊博、在多个学科领域都有所成就的博物学家。"经史、九流、百家之说，至于图纬、律吕、星官、山经、算法，无所不通"，在天文学和中医药学上的贡献尤其突出。

元祐元年（1086）至四年，苏颂组织韩公廉等人制造了世界上最古老的天文钟"水运仪象台"，是世界上最早的水运钟表的擒纵机构，向全世界证明了钟表的发明权不是属于欧洲而是属于中国。李约瑟评价说："苏颂的时钟是最重要、最令人瞩目的。它的重要性是使人认识到第一个擒纵器是中国发明的，那恰好是在欧洲人知道它以前六百年。"从水运仪象台可以反映出中国古代力学知识的应用已经达到了相当高的水平。

苏颂任校正医书官后，奉命参与编写《嘉祐补注本草》。由于我国地大物博，药材品种较多，使得中药的种类日益繁杂，难免出现真伪难辨、同名异物、同物异名、品种混杂等现象。针对上述情况，苏颂发动全国的医生和药农采集标本、绘制药图，并写出详细说明，为纠正药物的混乱与错讹做出了重大贡献。经过四年的艰苦努力，终于在嘉祐六年完成了《图经本草》的编纂。

《图经本草》以药物为主线，上涉天文，下至地理，中及人事，充分反映出苏颂的学识渊博。

图文并茂的《图经本草》在药物学上有重大价值，是我国医药发展史上承前启后之作。它在前代药图散佚殆尽的情况下诞生，对历代本草的纠谬订讹做出了新贡献，特别是使过去无法辨认的药物得以确认。此次全国性的普查也扩大了药源，使药物的应用更加广泛。它对每味药物的产地、性状、鉴别、采收时节、炮制方法、功用等都有详细记载。同时，《图经本草》在生物学与冶金技术上也有较大贡献。

苏颂在本草编撰、天文仪器研制、星图绘制等方面，成绩显赫，站在了时代的前列；其为官五十余年，公正清廉，忠君爱民，一生为科技进步和社会发展做出卓越的贡献。他在科学上的开拓进取和创新精神值得后人学习。

儿科圣手钱乙

大约在北宋明道元年（1032），郓州（治所在今山东东平县）医生钱颢家男婴出世。父亲给孩子取名钱乙，字仲阳。钱乙家是吴越王钱俶支系，北宋统一中原后钱乙的祖父迁郓州定居，他这一支从王族沦为平民。钱乙3岁时，他的母亲染病身亡，其父钱颢整日茶饭不思，哀痛不已，后来不辞而别，说是去东海求仙。年幼的钱乙被姑母收养，他的姑父精于医术，因膝下无子，姑父将他视如己出，不光调养了他的身体，送他进私塾读书，还向他传授医术。

钱乙聪敏好学，将姑父所藏的医书反复研读，医学水平提升很快。平

时随姑父行医侍诊，他也认真观察，在
姑父的悉心指导下，20 岁时便正式悬壶
开业，29 岁时已小有名气。但这时姑母
病重，离世前给钱乙讲了他的身世。钱
乙听闻震惊不已，回想多年来姑父母对
自己的疼爱，内心更是感动不已，他叩
谢了姑父母的养育之恩，也更加精心地
侍奉姑母直至其病逝。安葬了姑母后，
他对姑父说想要去寻访自己的父亲。姑
父提醒说，他的父亲 20 多年没有下落，
想寻得恐怕不是一件易事。但钱乙表示
心意已决，姑父虽不放心，但也只好答

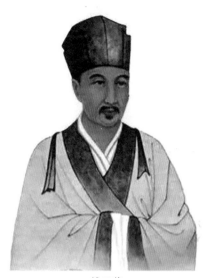

钱乙像

应了他的请求。在之后的好几年时间，钱乙行走四方，以医为生，同时也
四处寻访着自己的父亲。但他隔一段时间就会回到家乡，来看望自己的姑父。
大约是他第九次出寻时，他打听到了父亲的下落。父子相见抱头痛哭，但
钱颢以闲散惯了为由不肯回家。后经钱乙多次迎请，他的父亲才回到了家里。
又过了七八年，他的父亲与姑父相继过世，钱乙用相同的规格厚葬了两位
老人。钱乙寻父的事不胫而走，被誉为佳话，写进了诗词歌赋中。

　　钱乙的医术精湛，尤其精于儿科。宋神宗元丰年间，皇室长公主的女
儿病重，经太医多次诊治均不见效。眼看病情一天天加重，有人向长公主
推荐了民间医生钱乙。钱乙察看病人后认为是泄利，只因其素来体质娇弱，
正气不足，邪气恋而不去。于是便在原来服用的药方基础上，稍做了加减。
钱乙诊完病人回到住处不多会儿，刚要休息片刻，心急如焚的驸马爷便上
门来催问何时能好。钱乙说等病人身上出了疹子病就好了。驸马听后并不
信服，认为这个土郎中口出狂言，忍不住怒斥了钱乙一番。钱乙不急不躁，
也没有申辩。次日晚病人果然出了疹子，又服药几天后便痊愈了。钱乙神
奇的医术一下子传遍了京城，宋神宗获知后授钱乙为翰林医官，赏赐六品
官服。

　　不久，皇子仪国公突发疾病，呕吐不止，之后又出现了手足抽搐，众医官束手无策，长公主极力推荐钱乙。宋神宗恩准后，钱乙被召进宫，他仔细观察了皇子的病情，提出要用黄土汤给皇子治病。皇帝听后十分疑惑，太医们也认为，用黄土治病，恐有辱皇子尊贵之躯。钱乙看出了众人的疑虑，解释道：殿下的疾病是肝风太过克制脾土，黄土汤具有温阳健脾的作用，脾土健则抑制肾水，肾水被抑则生木的力量减弱，从而发挥平肝风扶土的作用。

　　方子中的黄土，又叫"灶心土""伏龙肝"，是传统土灶内被烧得焦黄的土块，在拆修土灶时，将被烧成结块的土取下，用刀削去焦黑部分和杂质，就是药用黄土，早在东汉末年张仲景《金匮要略》中就有黄土汤的记载。灶心土因久经灶火烤炙，有温阳健脾、养血止血的功效。皇帝听了钱乙的解释，让他放手去治。很快，皇子的病就痊愈了。宋神宗大喜，充分认可了钱乙的医术，便提拔他当了太医丞，并赐紫衣金鱼袋。从此钱乙名声大噪，上至皇室官宦，下至庶民百姓，都争相邀请他诊治。

　　钱乙在太医院任职期间，大量阅读古代医书，博采众家之长，而且他为人正直宽厚，逐渐得到了太医院医官们的认可。在与医官们的交流切磋中，钱乙的医术得到了更快的提升。在太医院任职两年后，钱乙厌倦了与皇亲高官们的交往，便以身体有病为由辞去官职。之后，他在京城挂牌行医，求诊者络绎不绝。其间曾诊治一位出疹子的小儿，他对孩子的家长说，这个病不用服药也能痊愈。当时病孩的弟弟也跟着来到了诊室，钱乙指着那个小的说，这娃娃过几日恐怕会暴病。那家人看到自己的孩子毫无异常，就认为钱乙是虚张声势，来诈取钱财，所以没有搭理他。没想到，过了两天，那小孩就忽然惊痫发作。他的家人赶快请钱乙前来诊治，三天后痊愈了。大家向钱乙请教，他是如何能未卜先知的，他说那天小孩面如火色，两眼直视，这是心肝热盛，易发惊风的前兆，所以推测其必病。

　　通过长期的临床实践并结合自己的经验，钱乙总结出了小儿生理、病理的特点，在医理、方剂、药物、治法上提出了系统的观点，写下了不少著作，如《伤寒指微论》《婴孺论》《钱乙小儿方脉》《小儿药证直诀》《钱氏小儿方》《斑疹方》等，如今存世的只有《小儿药证直诀》一书。《四库全书总目提要》

曾评价他："小儿经方，千古罕见，自乙始别为专门，其书亦为幼科之鼻祖。后人得其绪论，往往有回生之功。"

"锦囊妙计"疗顽疾

《三国演义》第五十四回写道，刘备去东吴成亲之前，诸葛亮交给赵云三个锦囊，内藏三条妙计，嘱咐他到危急时刻一一打开。这就是"锦囊妙计"这个成语的由来。在中医历史上，有人也曾用"锦囊妙计"治病。

北宋时，资政殿大学士宇文虚中的父亲宇文邦彦患有严重的风毒症，请唐慎微诊治，不到一个月就治好了。但唐慎微预料他的病会复发，于是呈上一"锦囊妙计"。唐慎微预先写好一封信，并注明打开的时间。到打开之时，宇文邦彦的风毒果然复发，他打开信后，只见上面写了三个方子：第一方治疗风毒再作，第二方治疗风毒发展为疮疡，第三方治疗风毒上攻、气喘咳嗽。宇文邦彦按方服用后，病即痊愈。

这位施锦囊妙计治病的唐慎微（约1056—1136），字审元，蜀州晋原（今四川崇州）人，宋代著名的医药学家。

唐慎微出身医学世家，自幼受到熏陶，又学习刻苦，很年轻就有精湛的医术。他治病百不失一，疗疾如神。

唐慎微医术高明，为蜀中达官显贵推重，但他不摆架子。对于上门求诊者，不分贵贱，出诊时，不管穷富，有请必到，不避寒暑，尽心救治病人。

他行医时有一个规矩，为读书人诊病可以不收报酬，只需他们帮助收集秘验名方。这个新奇的方法深得读书人的欢迎，

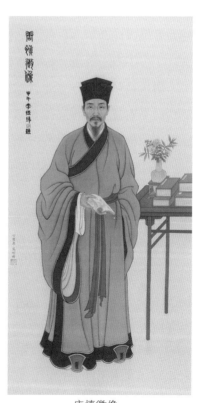

唐慎微像

他们在看各种书籍时，只要发现一个药名、一个良方，就抄录给他。天长日久，唐慎微收到的方子有两尺厚，为检验这些方子和药物的效果，他尽量多地为患者诊病。经过长时间的积累，唐慎微掌握了大量的医药资料。

为了把所掌握的知识奉献给社会，唐慎微在《嘉祐补注神农本草》《图经本草》等书的基础上，博采经史百家、佛家、道藏、域外著作等有关本草的论述，结合自己丰富的实践经验，最终编纂了药物学巨著《经史证类备急本草》（简称《证类本草》）。全书 32 卷 60 多万字，收载药物 1558 种，附验方 3000 多首，开创"方药对照"研究的先河，成为后世本草学著作编写的范例。

因采用集录式的编撰方式，《神农本草经》《本草经集注》《新修本草》《炮炙论》《开宝本草》《海药本草》等已散失的珍贵本草文献的主要内容，都因《证类本草》得以保存下来，为后世的辑复工作提供了重要基础，后世的很多本草书的编撰也都是以此为基础。李时珍对这部书评价很高，《本草纲目》的编著也以此为蓝本。他在《本草纲目序例》中说，使诸家本草及各药单方，垂之千古不致沦没者，都是唐慎微《证类本草》的功劳。

唐慎微热爱医学事业，不为官禄所动，当他完成《证类本草》的编著之后，尚书右丞蒲传准备给他请官，唐慎微坚决地谢绝了，仍然潜心于医业。后来还把他的两个儿子和一个女婿都培养成为蜀中名医。

《证类本草》总结了宋以前的药物学成就，是中国本草史上的一座丰碑。刊行后，政府多次进行增补、重订、重刻，向全国颁行，成为私著官修的本草著作。此后，该书流传至日本、朝鲜等地，影响甚广。唐慎微以一人之力为后世立下不朽之功，是当之无愧的医药大家。

成无己首注《伤寒论》

北宋靖康二年（1127），金兵攻占都城汴京（今河南开封），掳走了宋徽宗、宋钦宗，北宋至此灭亡。这就是历史上著名的"靖康之变"。

覆巢之下焉有完卵。在那个风雨飘摇的时代，大批的宋朝子民被陆续俘往北方做奴役，其中就有一位年逾古稀的老医生，他就是聊摄（今山东茌平）的成无己。

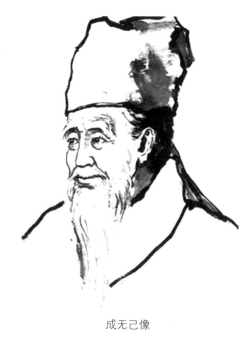

成无己像

大约1063年，成无己出生于一个医学世家，他自幼聪慧过人，儒、医兼修。行医之后，乐善好施，医术精湛，深受乡里爱戴。

1142年成无己著成《伤寒明理方论》四卷，但他没有按照当时著书的通行体例在书跋中记录完成时间。后世学者通过研究，揭开了其中玄机。原来这是因为，书成之时聊摄已经沦陷为金国之地，按照朝廷的法典，要记时间就必须以金人的"皇统"纪年。为此，成无己干脆不题时间，以示不忘故国之意。

大约1155年，年近九旬的成无己被金国权贵掣掠至上京临潢（治所在今内蒙古巴林左旗东南波罗城），为朝廷权贵及家眷看病。

流落异乡的成无己无一日不思念自己的故乡，但归乡之时遥遥无期。于是，他将自己强烈的思乡之情倾注到《伤寒论》的研究中来，这项研究工作他已坚持了半个世纪，早在1144年就完成了初稿，但他不满意，仍然在不断地修订。

据王鼎《注解伤寒论后序》记载，他为了寻访自己的弟弟来到了临潢，多次目睹成无己手到病除的高超医术。后经朋友引荐，他与成公相识，并成为好友。

王鼎曾向成无己表达了刻印《注解伤寒论》的想法。成公以"不经进，不可传"为由拒绝了。后来，王鼎离开临潢回了故乡。年过九旬的成无己身体每况愈下，他担心自己的毕生成果遗落在异国他乡，于是，在临终前将书稿托付给了一位信得过的同乡，叮嘱他将书稿带回故乡转交王鼎以求付梓。大约 1157 年，成无己在异国他乡仙逝。

　　王鼎收到书稿后，深感责任重大，日夜寝食不安。但苦于财力不济，无法即刻刊行。于是，他多方筹集刻资，终于在金大定十二年（1172）完成了成公的遗愿。王鼎在《注解伤寒论后序》中特地注明："此书乃前宋国医成无己注解"，是一本影响深远的"万全之书"。

　　成无己自 30 岁便开始精心研习《伤寒论》，对张仲景的学说极为推崇。他认为，张仲景的《伤寒论》是众方之祖，仲景可谓医中之圣。然而，《伤寒论》成书已近千年，其言精妙而深奥，若非多学博识之人，难以了然于心。于是，他以《素问》《灵枢》《难经》等书为依据，结合自己几十年学习《伤寒论》的体会，追溯学术源流，阐释医理要义，使《伤寒论》的理法与《内经》《难经》之理一脉相承、一理贯通。

　　成无己以顽强的意志，穷尽毕生的精力，完成了《注解伤寒论》《伤寒明理论》《伤寒明理药方论》三部传世之作。

　　成无己博极研精，深造自得，开创了以注解的方法研究《伤寒论》的先河，使后世能明伤寒之理，知伤寒之用，推动了伤寒学说的流传与发展。他所撰的《注解伤寒论》十卷，是现存最早的《伤寒论》全注本，被后世誉为"以经注论""以论证经"的典范，在中医发展史上占有十分重要的地位。

名医进士许叔微

　　无锡太湖中有座马山岛，在岛的东南桃坞小墅湾村有一座江南小院，院门上方砖雕"梅梁小隐"四个字，格外醒目。800 多年前，这里曾隐居着一位名动江南的大医——许叔微，"梅梁小隐"是他晚年的居处。

　　许叔微（1079—1154），字知可，号白沙，真州（今江苏仪征）人。许叔微出生于一个普通的武官家庭，其父许浚官至左翊武功郎（从七品军官）。许叔微 11 岁时，其父患瘟疫去世，两个月后，其母也因悲伤过度染疾而去。百日之内痛失双亲，尚未成年的许叔微孤苦无依。父母患病而亡的悲惨事实，使他树立了刻苦学医，拯救更多像父母一样的患者，不让悲剧重演的志向。

在伯父许浩和乡邻的帮助下，许叔微苦学经史儒学的同时，还博览医书。他生活成长的时代，正值宋代医学快速发展的时期，朝廷十分重视医学，专门成立校正医书局整理刊行了《素问》《针灸甲乙经》《图经本草》《脉经》《伤寒论》等重要医籍，并以大小字本颁布全国。深厚的习医风气，以及丰富的学习资料，为他学医提供了良好的条件。

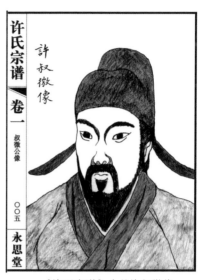

《许氏宗谱》中的许叔微像

许叔微不仅博览医书，还遍访名师，经过数十年的学习与实践，他逐渐成为享誉江左的名医。凡有疾厄来求救者，他不问其贵贱贫富，长幼妍媸，皆精心诊治，不求回报。

许叔微年轻时多次参加进士考试，皆不顺利。政和二年（1112）春天，33岁的许叔微再次到汴京参加会试，结果还是名落孙山。当时宰相蔡京头痛的老毛病犯了，遍寻京城名医无效。有人向蔡京举荐说，参加会试的许叔微医术高明。蔡京派人把许叔微请来诊治，结果三剂药使蔡京多年痼疾痊愈。蔡京非常高兴，想利用手中的权力加官于他。许叔微认为这是"嗟来之食"，断然拒绝了。许叔微的气节受到众人的一致称赞。

建炎二年（1128），真州城疫疾流行，许叔微深入疫区，走家串户，仔细查看患者病情，免费发放防治药品，遇无家可归者，还带到自己家中治疗。他的义举得到了乡亲们的赞许，再加之医术精湛，人们称他为"神医"，赞扬他是有着"菩萨心肠，神仙手眼"的大医。

绍兴二年（1132），年过50的许叔微终于考中进士，官至翰林学士，历任徽州、杭州府学教授等。绍兴十年，61岁的许叔微升任集贤院学士。他为人正直，力主抗金，后来看见南宋皇帝偏安一隅，无意收复河山，加之不满朝廷昏庸腐败、奸臣当道，遂弃官到太湖马山，结庐"梅梁小隐"。此名取"大隐隐于朝，小隐隐于野"之意。

　　许叔微与抗金名将韩世忠志同道合，韩世忠辞官后经常到梅梁小隐做客。二人畅游山湖，品茗饮酒，忧国忧民，常常畅谈至深夜。韩世忠戎马一生，多次负伤，以致晚年体弱多病。许叔微经常为他精心诊治，韩世忠非常钦佩许叔微的医术和医德，题写"名医进士"匾额相赠。

　　许叔微隐居期间，行医济世，著书立说。至古稀之年，他仍手不释卷，笔耕不辍，尤其对《伤寒论》有着精深的研究，先后撰写了《伤寒百证歌》《伤寒九十论》和《伤寒发微论》等多部著作。其中《伤寒九十论》，记载了自己经治的病案 90 例，以《内经》《难经》《伤寒论》等医籍为基础，结合个人的见解加以剖析，论述精要，是对张仲景辨证论治理论的进一步阐发和补充，同时也是我国现存最早的医案专著。该书对后世《伤寒论》与医案研究均有重要意义。

　　清代著名医家俞震评价说，"自晋迄今，善用其（仲景）书者，惟许学士叔微一人而已。所存医案数十条，皆有发明，可为后学楷模"。

法医学之父宋慈

　　大家都看过电视剧《大宋提刑官》吧？扑朔迷离、匪夷所思的谋杀案情，沉稳睿智、缜密入微的主角宋慈，给我们留下了深刻的印象。虽然这是一部影视作品，但历史上确有宋慈其人。因其在法医方面卓著的成就，被誉为"法医学之父"。

　　宋慈（1186—1249），字惠父，福建建阳人。父亲宋巩曾任广州节度推官，掌管刑狱工作。宋慈 9 岁时跟随同乡吴稚学习儒学。20 岁时考入太学，深得太学博士、理学大家真德秀的赏识。

　　嘉定十年（1217），宋慈考中进士，被任

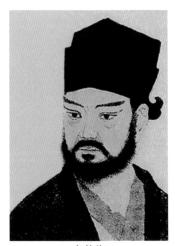

宋慈像

命为鄞县县尉，但因父亲患病未能赴任。

宝庆二年（1226），宋慈任信丰县主簿，开始了他的仕宦生涯。后频繁调职，曾于赣州、长汀、邵武军、南剑州、湖南、广东等地为官，四任提点刑狱官（提点刑狱公事）。提点刑狱官设于各路，主管所属各州的司法、刑狱和监察，兼管农桑。宋慈廉政爱民，执法严明，政绩显赫。他认为检验是刑狱工作的关键所在，检验的结果是还原真相的关键，也是量刑的依据，甚至关乎当事人的生死。而当时的检验技术还很不完善，相关资料稀少，又往往不够准确详尽。

淳祐七年（1247），宋慈编成《洗冤集录》5卷。他博采群书，广泛地搜集资料，吸收前人的宝贵经验，还曾多次向医师请教，精益求精。

这部著作从人体解剖到如何正确对待检验，以及疑难要案的检验方法、对策，对伤亡原因的鉴别，解毒与急救等方面，都有详细的论述。

宋慈强调检验尸体一定要以最快的速度，第一时间赶到现场。他把检验程序分为初检和复检，为了避免遗漏，详细规定了验尸的步骤。先看顶心发际，然后是耳窍、鼻孔、喉内、粪门、产户，凡可纳物之处都要详细检验。

在《洗冤集录》中，有一些检验方法令人惊叹。比如用明油伞检验尸骨伤痕的办法。尸骨是不透明的物体，不同部位质地与表面光滑度存有差异，这种情况有时会影响对伤痕的探查。所以，宋慈就在勘察时撑起明油伞或新油绢伞挡住光线，由于伞的透光性好，不影响光照度，又避免了强光带来的影响，所以很容易看出伤痕。这种检验尸骨伤损的方法，和现代用紫外线照射一样，都是运用光学原理。

书中还提到用糟（酒糟）、醋、白梅、五倍子等药物拥罨洗盖伤痕，有防止感染、消除炎症、固定伤口的作用，与现代法医学用酸沉淀以保护伤口的原理是一致的。

在死因鉴别方面，书中也有不少精彩的论述。

假如发现一具水中浮尸，如何判断死者是溺水而死，还是死后被推入水中，伪装成溺水的呢？宋慈指出，凡是生前溺水尸体，因为落水时会有挣扎，死者的手脚爪缝往往有泥沙，或者磕擦损伤。尸体的面色微微发红，口鼻内有泥水沫，腹内有水，肚腹微微鼓胀。

如果是被害后，再推入水中，则肚皮不胀，口、眼、耳、鼻的官窍不会有水流出，指爪缝没有沙泥，两手不蜷缩，两脚底不皱白。细细查验，会发现身上有致命的黑色伤痕。

这些观察和记录是何等的细致！

宋慈对于自杀、他杀、生前伤与死后伤的鉴别方法，以及雷击、中毒、溺死、自缢死等的特征，对尸斑、尸僵、腐败等尸体现象的观察认识都十分详细而深入。

《洗冤集录》涉及生理、解剖、病理、药理、毒理、骨科、外科、检验等多方面的知识，从一个侧面反映了古代医学发展的水平。

《洗冤集录》刊行之后，很快被刑狱工作者奉为圭臬，成为当时和后来审案官员的必备之书。作为最早的一部比较完整的法医学专著，在世界法医学史上也影响巨大，曾被译成荷兰文、法文、朝鲜文、日文、英文、德文、俄文等多国文字，广为流传。

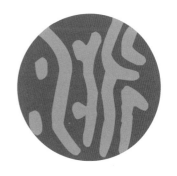

第五章
医派纷呈

　　《四库全书总目提要》中说："儒之门户分于宋，医之门户分于金元。"这句话十分精到地描绘了宋金元时期儒学与医学的繁荣发展。

　　宋朝建立之初，政治格局相对稳定，统治者为了加强中央集权，实行了重文轻武的政策，大大提高了文人士大夫的地位。为了巩固中央集权，宋王朝还采取措施恢复儒家伦理纲常，在科举中强调儒学地位，促使儒学复兴，建立了以理学为代表的儒学新体系。理学家倡导兼容并蓄、开放自由的治学理念，这种文化格局造就了宋人不拘传统，勇于创新的品格，对医家尤其是儒医影响至深，为金元医学的创新发展奠定了思想基础。

　　加之北宋时期，国家重视医学，大量校勘古医籍，发展医学教育，建立了较为完善的医疗卫生机构，大力推广运气学说，为金元医学的创新发展奠定了学术基础。

　　金元医家敢于疑古，提出运气古今有异，古方不能尽治今病；在继承总结前人经验的基础上，结合自己的临床实践，发挥《黄帝内经》《伤寒论》等经典的要义，援引易学、儒学进行医学理论的阐发，化用五运六气学说，从而提出了众多新观点、新认识、新主张与新见解，补充、完善并发展了中医理论与临床各科，促进了医学的繁荣和发展。

这一时期最具代表性的人物是刘完素、张元素，他们发皇古义，开创新知，著书立说，言传身教。以他们为中心，形成了特色鲜明的两大医学流派——河间学派和易水学派。

河间学派是以河间府刘完素为开山，以对火热病的阐发和以寒治热为突出特点，后世又称其为"寒凉派"。刘完素之学传于荆山浮屠，再传于罗知悌，三传于朱震亨，其学由北方传到了南方。受宋代理学影响，朱震亨提出"阳常有余，阴常不足"，治疗倡导滋阴降火，被后世称为"滋阴派"。另有一位医家张从正，私淑于刘完素，提出无论风、火、湿、燥，都是侵入人体的邪气，当以驱除邪气为第一要务，邪去则正自安。在临床上扩大了汗、吐、下三法的应用范围，被后世称为"攻邪派"。

易水学派是以易水县张元素为开山，他创立了脏腑辨证体系，从脏腑的寒热虚实来分析疾病的发生和演变，倡导药物法象理论，提出了药物归经学说，对后世产生了重要的影响。张元素的弟子李杲，跟师学习多年，尽得其传。他尊崇脏腑辨证，尤重中焦脾胃气机升降，建立甘温补土，升阳散火等治疗大法，被后世称为"补土派"。李杲的学术思想主要由其弟子王好古、罗天益传承发挥。易水学派对明代医学产生了很大影响，成为温补学派的先导。著名医家如薛己、赵献可、张介宾等，遥承张元素之学。

两大学派关注的角度不同、学术思想各异，但有共同特点：第一，共同的时代背景。二者均处于战争频仍、局方盛行的时期，学术思想的提出均与时代、地域以及受此影响的易发疾病有关。第二，重视运气学说。宋代运气学说大为盛行，宋政府曾印发当年运气的"印历"。刘完素与张元素均积极吸收五运六气理论，将其运用于临床辨治中。第三，传承中守正创新。之所以能够形成学派，一大重要因素就是有传承。河间、易水学派均有明晰的传承谱系，在代代相传中，继承前代思想的同时，又不断创新，分化、开拓出新的学术领域。第四，尊崇《内经》。两大学派的诸位医家均重视《内经》，如刘完素在《素问·至真要大论》"病机十九条"的基础上提出了"六气皆从火化";张元素以《内经》的药物气味厚薄为理论基础,创立了药物归经与引经报使说;张从正发挥了《内经》的汗、吐、下三法,形成了攻邪派等,无不本于《内经》。

金元时期河间学派与易水学派的形成,体现了当时医学的繁荣,更是宋代文化兴盛、医学发展的必然结果。

除两大医学流派之外,金元时期还涌现出一些著名医家,像罗天益、危亦林、滑寿等,都有自己的学术特色。

河间学派刘完素

开创了"明昌之治"的金章宗，曾三次邀请德高望重的刘完素出来做官，刘完素坚辞不受，一心致力于医学。章宗爱其赤诚，不贪功利，赐以"高尚先生"。可见刘元素在当时享有非常高的声誉。

刘完素（约 1120—1200），字守真，自号通玄处士，金代河间府（治今河北省河间市）人，后世多尊称他为"刘河间"。

据有关记载，刘完素出生于肃宁县，3 岁时因暴雨成灾，举家迁往河间城南居住。到十五六岁时，他母亲病了，因为家里穷，连请三次大夫都没到场，因此耽误治疗而身亡。这件事对刘完素触动极大，于是下决心学医。

他埋头苦读，精心钻研，很快就能为人治病，35 岁时已经成为名医。有一个关于刘完素的传说：一天深夜，刘完素独自研读《伤寒论》，油灯渐枯之时，恍惚间一位白发苍苍的老人出现在他面前。只见老翁取出一个盛酒的葫芦和两个酒杯，邀他同饮。刘完素只觉酒香扑鼻，饮下后立感醍醐灌顶，茅塞顿开，半醉半醒时，老翁给他讲述了许多医学知识和诀窍，直到东方泛白，老翁方才离去。此后，刘完素医术突飞猛进，逐渐誉满金朝。

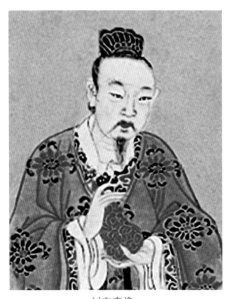

刘完素像

刘完素在习医过程中体会到，《黄帝内经》如金丹宝典，义深理奥，只有深入研究，才能在诊治上获得理想疗效。因此，他从 25 岁开始悉心研究，朝读夕思，手不释卷，花了 30 年时间，终于得其要旨，大有开悟。

刘完素研究《内经》最有心得的是运气学说。运气学说是古人运用五行六气理论，阐释不同时间、气候变化与疾病关系的学说。由于道理深奥，一般人难以读懂。尽管唐宋时期有人对其进行阐发，但真正运用于临床治疗的却极少。

刘完素经过深入探讨，把运气学说运用于临床实践，一方面强调运气学说的重要性，一方面又反对机械照搬，而是把它当作疾病分类纲领和致病因素，进行辨证分析和处方用药。

刘完素认为火热是致病的主要原因，治疗以清热通利为主，善用寒凉药物，故后世称他为"寒凉派"。

刘完素的学术体现在他的著作中。他先后撰写了《素问玄机原病式》《黄帝素问宣明论方》《素问病机气宜保命集》《三消论》等著作。

刘完素对火热病的治疗法则，有很多创见，他创造的六一散、防风通圣散和双解散等著名方剂，至今仍在沿用，对后世治疗温热病产生了极大的影响。

刘完素创立的寒凉派，对当时医学界是一个很大的挑战。因为当时医生受宋代局方的影响，用药多偏于辛燥，所以有些医生对刘完素提出质疑，说他不循常规，别出异说。但从临床效果来看，刘完素的理论是正确的，临床是有效的。

面对质疑，刘完素说：此一时，彼一时，天气在变化，人也在变化，现在是阳气偏盛的时期，所以不宜用温热的药。

后来，刘完素的主张逐渐得到了广大医生的认可，很快风行于河北、河南、山东、山西等地，形成了"局方行于南，河间行于北"的局面。许多医生不远千里来拜他为师，向他学习新的治病方法。

师从刘完素的医生很多，先后有荆山浮屠、葛雍、穆子昭、马宗素、镏洪、常德、董系、刘荣甫等，私淑者也不少，如张从正、程辉、刘吉甫、潘田坡等，最终形成明显的"寒凉攻邪"医风，开创了金元医学发展的新局面，形成金元时期一个重要学术流派"河间学派"。

刘完素辞世后，保州、河间十八里营、肃宁洋边村都建庙宇纪念，而且河间十八里营更名刘守村，肃宁洋边村更名师素村（取纪念刘完素之意）。明正德二年（1507）敕封刘完素为"刘守真君"，圣名贯古。明万历年间，师素村刘守庙扩建为"刘守真君"庙，正月十五、三月十五师素庙会延续至今。

保定市、肃宁县师素村，分别于 1984 年、1993 年重修刘守真纪念堂（刘守庙）和刘守真君庙。

易水学派张元素

金元时期有位非常著名的医家，虽然后来没被列入"金元四大家"（刘完素、张从正、李东垣、朱震亨），但他的医术水平和对后世的影响一点也不逊色，他就是张元素。

张元素（约 1151—1234），字洁古，金代易州（治今河北省易县）人，略晚于刘完素。

张元素自幼聪慧，熟读经书，8 岁时便参加了"童子试"，27 岁考中经义科进士。按照当时的设想，张元素本应通过仕途走向人生巅峰，但因犯了"庙讳"而落榜，并且这一辈子都跟做官无缘了，张元素决定弃仕从医。

虽然张元素参加科举考试很厉害，但是在医学这方面，他真可谓是"零"基础。张元素初行医时遇到很多挫折，学了很多年仍然连个小病都治不好，他怀疑自己根本不是学医的料，病人看他的眼神充满了怀疑和忐忑，导致他面对病人的时候也没有了自信。

据《金史》记载，有一天晚上，张元素梦见有人拿凿子和斧子打开了他的心窍，将几卷经典医籍放了进去，醒来后，他的医道和医术便有了质的飞跃。事实上是张元素痛定思痛，遂博览医书，对《内经》等医籍探隐索微，刻苦精研，才使得医术突飞猛进。

据记载，刘完素曾患伤寒病，已经七八天了，仍然头痛难耐，脉紧，恶心呕吐，难以进食。他的弟子不知如何是好，就请来当时还名不见经传

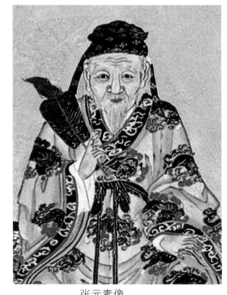

张元素像

的张元素。刘完素对张元素很是不屑，都不愿意看他一眼。但张元素还是耐心诊脉，并分析了病情及可能用过的方药，刘完素听后频频点头。果然如张元素所料，刘完素给自己服用了寒凉药攻邪，使得邪气不能解除。此刻刘完素放下架子，与面前的张元素交谈。随后张元素为刘完素重新开药治疗，一剂痊愈。自此，张元素的名声不胫而走。

历经20多年的刻苦学习，张元素不但传承了《灵枢》《中藏经》的精华，且继承了钱乙"五脏辨证"之义，继而开辟出了属于他自己的道路。

他的代表著作是《医学启源》《脏腑标本寒热虚实用药式》，另有《珍珠囊》与《洁古家珍》（见于元代杜思敬所辑《济生拔萃》）。虽然是几本薄薄的小册子，却沿用至今，且开创了中医的两个先河：一个是拥有完整体系的脏腑辨证，一个是药物归经。

辨证是中医的灵魂，汉代张仲景创立的六经辨证在医学界一直占有统治地位，六经辨证是把疾病按照发病过程、寒热虚实、发病部位进行了归纳，但张元素治学敢于疑古，重视学术创新，创立了脏腑辨证，关注每一个脏腑的病变规律，弥补了六经辨证的一些不足。

张元素运用"天人合一""天人相应"理论论述藏象，并且深入探讨五脏与六腑、经脉、五运六气的相互关系，借助五行学说构建以五脏为中心的脏腑辨证体系，临证时他能脉症并举，辨别虚实寒热，以确立治疗大法，并为临证用药提供依据。我们现在听到的很多中医术语，例如肝气郁结、肝阳上亢、肾气亏虚、心虚胆怯等都是在脏腑辨证的基础上总结而来的。相较于六经辨证，脏腑辨证更易于理解和学习，所以在目前的《中医诊断学》和《中医内科学》教材上，有很大一部分脏腑辨证内容。

最早的中药专著是《神农本草经》，将中药以四气（寒、热、温、凉）和五味（酸、苦、甘、辛、咸）分类。这样的分类方法虽然对临床有很大影响，但张元素在临床过程中却发现很多同气同味的药物，针对不同脏腑，效果却又差距很大。例如，黄连和黄芩虽然都是寒凉药，但黄连对心热疗效更好，而黄芩治疗肺热更擅长。所以他认为人体脏腑各有自己的属性、特点，对中药气味的反应各不相同，因而不同中药对五脏六腑的治疗作用也会有差异。随后他又总结出甘草缓肝急，五味子收心缓，白术燥脾湿，黄檗、知母润肾燥等一系列药物的作用特点。最终他以藏象学说、经络学说为理论基础，根据临床疗效，并结合中药形、色、气、味等特性判断中药归属何经，发展了药物归经理论，指导临床用药，提高了临床疗效，对后学影响颇深。

张元素作为易水学派的开山宗师，在总结前人学术成就的基础上，结合自己的临证经验，系统提出了脏腑辨证说及药物归经理论，不仅对其弟子李杲的脾胃论、王好古的阴证论的形成产生了重要影响，而且至今在临床上仍具有指导作用。

攻邪学派张从正

金元时期，息城（今河南息县）掌管时令的一位官员，突然接到消息，说他的父亲被贼人杀害了，他悲痛不已。自此，心痛一天比一天重。一个月后，觉得胸下长出一个包块，像杯子一样大，疼痛剧烈，用药也无效。

有人主张用火针、艾灸治疗，这位官员不接受，后来请求张从正为他治疗。张从正诊治时，正好有个会巫术的人在一旁。张从正灵机一动，便模仿巫人的样子，说些不着边际的话与病人开玩笑，惹得病人大笑不止，直到把头转回去笑个不停。

过了一两天，病人的包块就消散不见了。

这个病案记载在张从正的《儒门事亲》中，类似的医案还有好多。

这位张从正是金代名医，他的贡献除了善用心理疗法外，更重要的是开创了以"汗、吐、下"治病的攻邪派，是继刘完素之后以独创理论轰动医学界的人物。

张从正（约1156—1228），字子和，睢州考城（今河南民权西南）人。因春秋战国时睢州属于戴国，因此自号戴人。

张从正，家世业医，自幼喜欢读书，经史百家无不涉猎。十几岁便开始学习《神农本草经》《内经》《难经》《伤寒论》等经典医籍，并随父行医。

张从正性情豪爽、洒脱，能诗擅赋，长期在豫东南行医，中年从军江淮，

担任军医。金兴定年间一度被召到京都
太医院工作。由于看不惯迎送长吏、马
前唱喏的官场风气，不久便辞归乡里。

　　回到家乡，张从正与麻知几、常
仲明等人一面博览古今医著，研讨医
学理论；一面悬壶应诊，为人治病。数
年间名震中原，"以医闻于世"。晚年，
他由于不满金朝统治，乃隐居民间，过
着"一张琴，一壶酒，一溪雪，五株柳"
的生活。

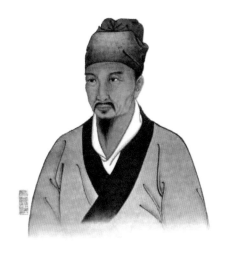

张从正像

　　尽管看起来有些安逸，但实际上
张从正并不懈怠，对医学的钻研也没有放松。他在学习"寒凉派"刘完素学
说的基础上，结合自己的临证经验，总结出外邪致病理论，认为邪气是一
切疾病发生的根本原因。

　　他指出，疾病并非人身所素有的，有的自外而入，有的自内而生，都是"邪
气"导致的。致病邪气可分为三大类：一是风、寒、暑、湿、燥、火，为天
之六邪，致病多在上部；二是雾、露、雨、雹、冰、泥，为地之六邪，致病
多在下部；三是酸、苦、甘、辛、咸、淡，为人之六邪，致病多在中部。

　　既然邪气为身体本不该有的，那么治疗就应将邪气清除出去。于是，
张从正根据《内经》理论，提出了"汗、吐、下"攻邪三法。具体地说：凡风
寒等邪在皮肤经络间所致的疾病，可以用汗法；凡风痰宿食在胸膈或上腹所
致的疾病，可以用吐法；凡寒痼冷或热在下部所致的疾病，可以用下法。正
是由于张从正倡导用"汗、吐、下"三法治病，所以后世尊他为"攻邪派"。

　　实际上，《内经》中已有"汗、吐、下"三法，而张从正明显扩大了三
法的应用范围，凡能解表的均称汗法，包括灸、蒸、渫、洗、熨、烙、针、
砭射、导引、按摩等解表之法；凡能上行的均为吐法，如引涎、催泪、嚏痰、
喷嚏等；凡能下行的均为下法，包括催生、下乳、磨积、逐水、通经、泄气等。
由此可以看出，张从正经过长期的医疗实践，不仅丰富了汗、吐、下三法

的内容，扩大了三法的治疗范围，而且在运用中达到了十分精熟的程度。

当然，张从正善用攻邪三法，既坚持"中病即止，不必尽剂"原则，也没有因此而废弃补法，他主张"养生当论食补，治病当论药攻"，只有很好地协调攻与补的关系，才能达到理想的治疗效果。

张从正攻邪理论和治病经验，被收录在他的《儒门事亲》一书中。他认为，医学理论深厚，"非儒不能明"，而为人子者，又"不可不知医"。这就是他撰写和命名该书的缘由。

张从正被后世尊为攻邪派的宗师。元代医家吕复说，张从正治病如"老将对敌"，能置之死地而后生。元代张颐斋在为《儒门事亲》所作的序中称赞说，"张子和探历圣之心，发千载之密"，如同张仲景再世、刘完素复生。评价都非常高。

补土学派李东垣

李杲（1180—1251），字明之，金代真定（今河北正定）人。因真定汉初为东垣国，故李杲晚年自号"东垣老人"。

李杲从小生活在一个既有钱又有文化的家庭。李杲少时随舅父王从之学《论语》《孟子》，跟冯叔献读《春秋》，后又自建书院，延待名士，拜范仲淹之后范尊为师。他博闻强记，20多岁就成为当地知名儒生。

正当此时，李杲的母亲不幸患病，被众医杂治所误，临终都不知何证。李杲痛悔自己不知医术，发誓"若遇良医，当力学以志吾过"。后来，听说易州张元素以医术驰名燕赵间，遂行数百里，捐千金拜师学医。几年后，尽得其传，成为一代名医，且名气在元素之上。

李杲所处的时代，正值金蒙（元）战争不断的时期。他刚从易州学医回家，大家还不了解他的医术，就被金朝征召到济源（今河南济源）县，当了个税官。

这期间，当地暴发了瘟疫。刚开始人们的症状是怕冷，身上没力气，后来演变成嗓子肿痛，说不出话也吃不下饭，头大如斗，老百姓起名叫"大头瘟"，当地的医生对该病束手无策。
李杲对此苦心钻研，创制普济消毒饮，
治好了很多百姓。

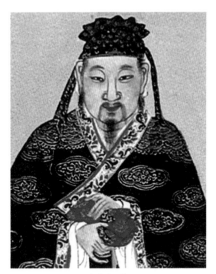

金开兴元年（1232），蒙古兵围攻汴
京，城中戒严，居民饥饿劳苦，惊恐万
分，半月之间，战病饥饿而死者数以万
计。围城期间粮食非常短缺，战争结束
后居民们拼命吃东西，结果得了一种怪
病，仅仅3个月时间，就有许多人死亡。
起初人们认为是瘟疫，但李杲认为这是
内伤病，于是创立了补中益气汤这个著
名方剂，病人服药后果然有效。

李东垣像

后来李杲从中原向北出发，辗转鲁北聊城、东平一带，行医治病，于
1244年回归故里，终日埋头医疗和著述。

李杲在学术上的最大特点，是深究《内经》等古典医籍，密切联系临床
实际，据经立论，创立新说。

首先，他提出了内伤致病说，认为内伤是当时疾病发生的主要因素。
在当时，一般医家或尊奉仲景之方，或从河间、子和之法，但都因循守旧，
不知变通，所以治疗效果不佳。李东垣在老师张元素"古方今病不相能"的
思想启发之下，联系那个战争年代的实际状况，深刻总结出许多疾病并非
由外感风寒所引起，而是由于社会环境动荡不安，人们颠沛流离，恐惧不安，
饥饿劳役，起居不时，寒温失宜所致。这些致病因素使人元气耗伤，从而
形成内伤病。他在《内外伤辨惑论》一书中详细阐发了这些观点。

为了区别外感与内伤，他通过病性、脉象、寒热等各种症候表现的对比，
详细论述了二者的鉴别要领。例如头痛，外感头痛为头痛不止，必待表解
或传里，头痛方罢；而内伤头痛的特点是时作时止的。通过手心手背辨别内
伤和外感也很简单：手背热，手心不热为外感；手心热，手背不热则是内伤病。

上述观点对后世产生了很大影响，有"外感宗仲景，内伤法东垣"之说。

其次，李杲论证了脾胃在生命活动中的重要作用，提出"内伤脾胃，百病由生"的论点。他认为元气是生命活动的动力和源泉，也是生命健康的根本，而脾胃又是决定元气盛衰的关键。脾胃伤则元气衰，元气衰则疾病生。若脾胃损伤，人体需要的阳气、阴精、营血等重要物质必然衰少，就会引发各种疾病。

在这类病的治疗上，他重视补脾益胃，强调升发脾阳，善用甘温除热法，创立了一套以补中益气汤为代表的升阳泻火的方剂，以适应各种不同的病证，故后人誉之"内伤法东垣"。补中益气汤现已经被制成丸剂，在药店可以买到。

由于李东垣强调脾胃的重要性，而脾胃在五行中属土，所以后世又称他为"补土派"。李杲为了使自己的学说能够惠及天下后世，一直在学习和研究，他将平日联系临床研读经典的体会撰写成书。特别是到了晚年，虽神惰懒言，视听皆衰，仍然孜孜不倦地加工整理，直到"精力衰耗，书成而死"。他的著作除《脾胃论》《内外伤辨惑论》外，还有《兰室秘藏》《医学发明》等。

李杲在晚年将其理论和经验总结全部传授给弟子罗天益，并嘱其定要整理成书稿传于后世。罗天益不负所托，将老师的学说与经验整理成书，广泛传播，他还说："东垣先生之医学，医之王道也。"对老师的学术思想给予了高度评价。

滋阴学派朱震亨

"金元四大家"最后一位，是朱震亨。

朱震亨（1281—1358），字彦修，元代婺州义乌（今属浙江）人。因世居丹溪之边，故后人尊称"丹溪翁"或"丹溪先生"。

朱震亨出身书香世家，自幼聪敏，据传可"日记千言"，通声律之学。早年习举子业，家里人希望他通过科举考试博取功名。可朱震亨15岁时，他的父亲因庸医误治而去世了，这让朱震亨异常悲愤。

屋漏偏逢连夜雨，他的叔叔、大伯在随后几年内相继去世。此时朱震

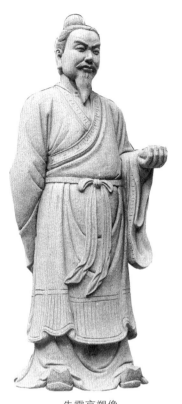

朱震亨塑像

亨的科举还没考出名堂，家道却已中落，小小年纪的朱震亨作为家中长子，不得不担当起家里的顶梁柱。此时的他既没心思继续科考，也没心思学医，一改温文尔雅的书生气，成为行侠仗义的朱震亨，甚至为让乡亲们少交赋税和县尹叫板。

古代很多医生多因忠孝之义学医行医，朱震亨也是如此。朱震亨30岁那年，他的母亲患上了"脾疼"的疾病，迁延日久，疼痛难耐，请了好多医生治疗，均没有效果。

这一幕让朱震亨想起了父亲去世时的一幕，他不想让母亲再经历父亲那样的悲痛了。于是，他便苦读《素问》。前两年简直是"茫若望洋，淡如嚼蜡"，到了第三个年头，他开始尝试给母亲治病，未料到母亲的病居然被他治好了。

元皇庆二年（1313），科举制度恢复。朱震亨想继续科考。年过而立的他去东阳拜朱熹的四传弟子许谦为师，学习程朱理学，这期间他积淀了深厚的国学功底，成为许谦的得意门生。

理学是两宋至明代的主要哲学流派之一，吸收并融合了儒、释、道三教之精华，发端于宋代，其中的太极观、理气观、整体观、阴阳观、五行观等，对当时及后世的医家产生了重大影响。像前面讲到的刘完素的五运六气说、下文就要提及的朱丹溪的相火论等，这些理论的形成都与理学密不可分。

正当朱震亨想攻读举业之时，妻子又因庸医误治去世，这样的打击无疑是沉重的。由此，他想到自己一家数人，无不死于庸医之手，顿觉"心胆摧裂，痛不可追"。老师许谦当时也卧病在床，在老师的建议下，40多岁的朱震亨正式走上了学医行医的道路。

　　为了能够得到一位好老师，朱震亨治装出游，遍访名师，先后渡浙江，走吴中，出宛陵，抵南徐，达建业（南京），奔走千余里，竟无所遇。后来到了武林（杭州），听说有位名医罗知悌，人称太无先生，是刘完素的再传弟子，不仅精通《内经》《难经》及河间之学，而且旁涉张从正、李东垣二家学说。他于是打定主意，登门求教。

　　罗知悌性情古怪，一直不见朱震亨。但朱震亨屡挫不馁，每日拱手而立，风雨不易，往返十余次，仍不灰心。经过了三个多月，他虔诚又坚定的求学态度感动了罗知悌，遂被收为徒。之后，罗知悌把毕生所学毫无保留地传授给了朱震亨。

　　在逆境中成长的朱震亨，发奋力学，不仅积淀了深厚的国学底蕴，成为"东南大儒"，并且精心研究《素问》《难经》，跟罗知悌深入学习刘完素、张从正、李东垣等人的医理和临证经验，历经多年临床实践，创立了"相火论"基础上的"阳常有余，阴常不足"学说，故在治疗上力倡滋阴降火，成为"滋阴派"的一代宗师，力纠当时社会上不加辨证、滥用局方辛热燥烈之药的风气，推动了中医学向前发展。

　　朱震亨的代表著作是《格致余论》，还著有《局方发挥》《伤寒论辨》《金匮钩玄》等，其《丹溪心法》《丹溪心法附余》等书由后人总结而成，部分著作已遗失。

　　朱震亨的相火论强调了"相火"对生命的意义。人身之火分为君火和相火，君火与相火相对而言。君火主要与心有关，主静，反映人的精神活动；相火主要与肝肾有关，主动，反映人体的功能活动。朱震亨认为自然界万物的生生不息，人体五脏的正常活动，生命的维持以及延续都依赖于相火的正常运动，所以有"人非此火不能有生"的说法。但相火妄动，即不正常的运动，则会煎熬人体内的津液，造成阴虚火旺的症状，危害人体。

　　朱震亨在医学理论上提倡相火论、阳有余阴不足论，提出"滋阴降火"的治疗原则，开辟了"滋阴派"，后世将其与刘完素、张从正、李东垣并列为"金元四大家"，成为中国医学史上的一代宗师。

　　朱震亨去世100多年后，其学说经田代三喜传入日本，后来专门成立"丹溪学社"，认真研究其学说。

倡论阴证王好古

王好古，字进之，号海藏，元代赵州（今河北赵县）人。史料中有关王好古生平的记载很少，其家世一直是个谜。但王好古在历史长河中闪耀着的学术成就和人格光辉毋庸置疑。

王好古博通经史子集，理学功底深厚，曾通过科举考取进士，还担任过赵州医学教授。

王好古年轻时曾经和李东垣一同跟随张元素学习。元素殁后，好古又跟随师兄李东垣继续学医，精研伏羲、神农、黄帝以来的诸家医书。王好古的一生充满传奇色彩，他行医曾踏遍了河北、河南以及山西等多地，活人无数，而且还随军做过军医，救死扶伤。一路上他虚怀若谷，广交朋友，遇见比自己学识丰富的就虚心请教。他用脚步不断丈量着神州大地，而思维又在浩瀚的医学典籍中驰骋，终成为金元时期易水学派的一代名家。

每个人都是翻腾在时代浪潮中的一朵浪花，一个人的历史更是一个时代的缩影。王好古也不例外，他生活在气候转寒的金元时期，北方游牧民族南侵，战争频仍，社会动荡不安，百姓不得安居，饥饱无常，经历了元朝大一统和异族统治，这样的时代必然会带来政治、文化、经济、军事、医疗和生活习惯等各方面的民族融合。

生活在那个时代的每一个人，无论是身体还是心灵，都承受着时代带来的冲击。王好古成长在宋元时期儒学革新和中医学界学术争鸣的学术环境中，这对他的医疗经验和学术思想有明显的影响。正如王好古所说："时世之异，不可不知。"王好古以其谦虚勤勉、兼收并蓄、务实求本的治学态度接过中医学承前启后的接力棒，并出色地完成了时代赋予他的历史使命。

王好古师承张元素、李东垣脏腑辨证、药物归经、脾胃学说，但其尊师而不泥师；其学术思想上溯黄帝、岐伯、伊尹，遵仲景辨证论治之法，师古但不泥古；又广泛学习王叔和、朱肱、许叔微等医家的学术思想，兼收并蓄，创立了阴证学说，详细论述了阴证的病因病机、鉴别诊断和辨证施治；在治疗上，主张温补脾肾。

所谓"阴证"，即《伤寒论》中的少阴证、太阴证和厥阴证。由于金元时期中原地区遭遇中国历史上的寒冷气候，长期的战乱使民不聊生，人们饥不果腹，脾胃损伤日久及肾，使人本气损伤，受到阴邪损害而表现出阴证的患者越来越多。

王好古在临证中发现，伤寒是对人体伤害很大的一类疾病，尤其是三阴病症。但是当时研究经方的医家多论述三阳，却极少论述三阴，更别提对于三阴证的辨证施治的经验了。面对临证中越来越多的阴证患者，王好古总结出了自己的经验，创立了阴证学说，详细地论述了有关阴证的病因病机、色脉所见、鉴别诊断、辨证施治，可谓集阴证辨证施治之大成。

王好古的三阴学说在今日仍有非常重要的现实意义。随着经济水平的提高，虽然冬日的寒冷可以通过增添衣物和提供暖气解决，但夏天人们却过度贪凉，空调开足，肆意喝冷饮，很多年轻人要风度不要温度，"低肩装露锁骨，露脐装显腰细，裤子也要有洞洞才时髦"，硬生生为自己营造了感受阴邪的条件。由于现代社会生活节奏快，工作压力大，很多人饮食不规律，经常通宵熬夜，长此以往，脾胃损伤日久，阳气虚耗甚多，极易引起腹痛泄泻、关节冷痛、痛经、闭经甚至不孕不育等症状。

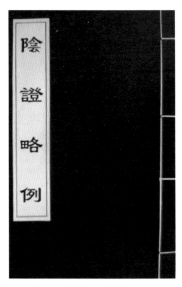

《阴证略例》

王好古的代表著作是论述阴证的专著《阴证略例》。此外，他还著有《医垒元戎》《此事难知》《癍论萃英》《汤液本草》等，为历代医者所重视。

卫生宝鉴罗天益

李东垣有位亲传弟子叫罗天益，他对东垣脾胃学说的传承和发展起到了关键作用。

罗天益，字谦甫，元代真定路藁城（今属河北）人，也有人说他是真定（今河北正定）人。生卒年不详，约生活于金兴定四年（1220）与元至元二十七年（1290）之间。

罗天益自幼聪敏，熟读四书五经，尤擅诗词歌赋，本想考取功名，却生不逢时，正值蒙古、金、南宋等混战时期，遇到中国科举史上最长的一次中断。从端平元年（1234）到皇庆二年（1313），北方的蒙元统治区域内近百年停废科举。

罗天益审时度势，弃儒习医，刻苦钻研《内经》《难经》等经典医籍，此刻的他渴望有名师帮他照亮前行的路，因为这书读起来实在太难了。

补土派李东垣此刻也已经进入中老年时期，其学术思想已渐成体系，迫切地想找个徒弟将学问传下去，此时李东垣的朋友周德甫便将罗天益介绍给他，师徒俩的这场相遇在中医史上留下了浓墨重彩的一笔。

罗天益是带着拜师信去见李东垣的，信写得毕恭毕敬，诚意满满。李东垣初见罗天益，看过拜师信，备受感动，觉得这小伙子为人实在，性情敦厚，一见如故。作为老师，李东垣还是要对他考察一下，问道："你为什么要学医啊？是为了钱还是为了传承学问？"罗天益的回答可谓是实在又不庸俗的标准答案，他说："我虽然不够聪明，但如果蒙先生不弃，我愿传承您的学问。"这话说到了李东垣的心坎儿上，便同意收罗天益为徒。罗天益从此便正式开始了跟师的漫漫学医路。

跟师学习期间，李东垣知道罗天益家境贫寒，便时常自掏腰包资助他，罗天益再三推托，李东垣却说："我都已经打算把我毕生所学都传授给你了，还在乎这点钱吗？快收下。"

罗天益感激不已，不仅能跟老师学医，亦无养家糊口的后顾之忧，踏踏实实地按照老师要求熟读《难经》《内经》《神农本草经》等经典医籍，分析古今医案，跟随老师诊病，及时总结经验。

李东垣经常教导罗天益：治病要尊古而不泥古，还要自出心悟，做到辨证施治，才能收到较好疗效。比如，同一种病，南北方的治疗就有差异，处方用药要根据不同情况，灵活变化。在这方面，李东垣有很多经验，他要求罗天益根据《内经》进行总结，分类归纳疾病的治疗方法。

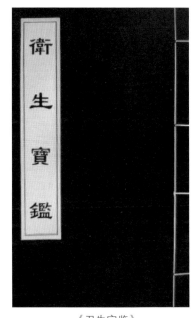

《卫生宝鉴》

罗天益根据老师的要求，先后写了三次，但老师均不满意，罗天益认真思考，仔细推敲，又用了三年时间，终于总结出老师的学术观点和经验，编写了一部《内经类编》。书成之后，老师很满意并大加赞赏。

东垣临终时，又将自己平日的著述手稿整理好了放在案上，交给罗天益，并告诫他：这些稿子交给你，不是为了我自己，也不是为了你，而是为了天下后世的人，千万不要将它湮没，一定要整理刊行，推而广之。

后来，罗天益谨遵师嘱，焚膏继晷，将师父的书稿汇编成册。可惜的是，有些书已经失传了。

元宪宗元年（1251），东垣老人谢世，罗天益异常悲痛，亲自为师送葬。对师母王氏侍如生母，十多年间奉养不绝，直到老人80岁寿终。而且在此后30年里，他还经常赴东垣祠堂祭拜。

罗天益生活的年代，正值蒙古帝国的鼎盛之时，元兵不断东征西伐，南侵北进。罗天益被征召为军中太医，随军征战。

罗天益利用在军中行医之便，四处访师问道，采纳众长。比如，宪宗二年，曾在瓜忽都跟刘禅师学治疮疡之法；次年，从随军太医颜飞卿处学治外科病方四首，并在窦汉卿指导下精习针灸。此外，他还从济南刘太医处得眼科名方金露膏。

由于他虚心善学，医术不断精进。元至元五年（1268）春，参政杨正卿年七十二岁患风痰眩晕，心悸耳鸣，卧床半年不起，罗天益用天麻半夏汤治疗，数剂而愈。杨氏感激不尽，写了一首诗加以赞扬："东垣老人医中仙，得君门下为单传，振枯起怯人生脉，倒生回死居十全。"

晚年，罗天益在诊务之余，又写了自己的著作《卫生宝鉴》24卷。这部书以《内经》理论和李东垣学术观点为依据，兼采众家之长，并结合自己的经验，整理编辑而成。内容包括"药误永鉴""名方类集""药类法象""医验记述"等，当年那封"拜师信"被放在这本书目录前面。

罗天益在李东垣的脾胃学说基础上，进一步用联系的观点分析其他脏腑对脾胃的影响，提出脾胃损伤须分饮伤、食伤和劳倦伤，且要求进一步辨别虚中有寒和虚中有热。他全面系统地传承了易水学派的脏腑辨证、脾胃学说、药性药理等医理，并且在临床实践和广泛学习各家学说的基础上发扬和补充了李东垣的脾胃学说，成为易水学派理论形成和发展过程中承前启后的一位重要医家。

世医得效危亦林

元朝元贞年间，江南一带出现了一位年轻有为的医者，他治疗内、外、妇、儿、骨伤、口齿、咽喉、眼等诸科疾病无不应手奏效，而且秉性仁厚、医德高尚，一时求诊者络绎不绝。他就是出身于中医世家的危亦林。

危亦林（1277—1347），字达斋。祖籍抚州，后迁南丰（今属江西）。曾任南丰州医学教授。与陈自明、严用和、龚廷贤、李梴、喻昌等人并列为江西历史上十大名医。

危亦林出身世医之家，其五世祖危云仙是宋朝名医，伯祖危子美专攻妇人及正骨金镞等科，祖父危碧崖擅长小儿科，伯父危熙载以眼科著称。危亦林自幼受到熏陶，对他后来成为名医产生了重要影响。

危亦林聪敏好学，幼读儒书，弱冠业医。尽览家中所藏医书，闲暇之时跟随伯父等人一同看诊，毫不怠慢，最终尽得家学。除了家学之外，还师从本州江东山习疡科，师从临川范叔清习咽喉口齿科。数年之后，危亦林成为当地兼能各科的名医。

有一天，一位老妇人登门求医，神色极为慌张，不等危亦林开口询问，便跪倒哭诉："大夫，快救救我儿！"危亦林连忙搀起老妇，见她只身一人，便问："病人现在何处？是什么病症？"

老妇道："这几天阴雨不断，我家房屋漏得厉害。今早，我儿上房修瓦，不想脚下打滑，竟从房上摔了下来。现在人昏过去了，我一把老骨头，没有力气动他，也不知他伤了何处。"危亦林听罢说道："不动就对了！走，我这就随您去看看。"

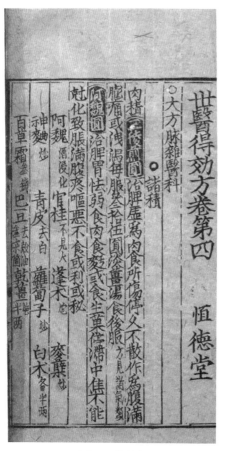

《世医得效方》

来到老妇家中，见一壮年男子倒在地上。危亦林上前查看，见男子神志已然清醒，便说道："先不要动，我替你检查一下。"

危亦林查看男子上下肢的活动情况，认为没有大碍，对他们说："这是脊骨挫伤了，好在尚未损及骨髓，我帮你治疗。"说着，召集邻里三人，合力将男子抬到房内。

他指挥众人用软绳系住病人脚踝，将其吊起，头部向下，将身体自然伸直。这样，脊柱在自身重力的作用下恢复正常位置。

接着他又取来桑皮、杉皮和棉布，层层包裹男子的身体，起到固定的效果。并嘱咐道："这几日暂不可弯曲身体，吃上我的药，你身强力壮，很快就能恢复的。"

这就是著名的治疗脊柱骨折的"悬吊复位法"。

1927年，英国医学家戴维斯才提出类似的悬吊复位法治疗脊柱骨折，而危亦林领先他600多年。

天历元年（1328），危亦林出任南丰州医学教授，接着又任官医副提领之职。他想到先辈医学传授之难，不应自秘所学，于是自天历三年起，花了7年功夫编写医书。他按照太医院颁布的十三科名目，选取古方，参以家传之方，将平时验而无失者，编撰成《世医得效方》。这是一部综合性方书，尤以骨伤科内容最具特色。

书中论述了骨折、脱臼、箭伤等伤科治疗手法，记载了丰富的外科工具，如针刀、剪、刀、钳、凿、麻线、桑白线等，以及使用草乌散（主要成分是曼陀罗花）进行全身麻醉的过程。

《世医得效方》内容丰富，流传广泛，集中反映了金元时期骨伤科的发展水平，不仅对我国临床医学有极大的指导意义，而且流传到海外，对日本接骨术的形成也产生了很大影响。

善思笃行滑伯仁

滑寿（1304—1386），字伯仁，晚号撄宁生，祖籍许州襄城（今属河南）。元朝初年，其祖辈和父辈到江浙一带做官，举家迁至仪真（今江苏仪征）。滑寿生于此，晚年则寄居浙江余姚。

滑寿自幼聪敏，相传能日记千言。早年师从韩说先生习儒，研读《诗》《礼》，能诗善文，出口成章。元至正五年（1345），滑寿考中举人，本想通过仕途施展一腔热血，却不承想战乱来临，各地战火纷飞，科举未能遂心。于是，滑寿决心放弃仕途，学习岐黄之术，潜心医药。

据记载，滑寿初期数次拜访京口（今江苏镇江）名医王居中，态度极其诚恳，王居中见滑寿心诚志坚，是可造之才，便收他为徒。

王居中认为医学渊源于黄帝、岐伯，所以授予滑寿《素问》《难经》二书，并嘱其定要潜心学习这两本书。但滑寿并没有像当时大部分"医学生"一样，不明文义便背诵，在学习知识方面也不是"拿来主义"，他具备很强的独立学习意识、自我学习能力以及思辨能力。

滑寿在研习二书时，虽感其义理深奥，但也敢于质疑，并不盲从师说古训。由于滑寿早年习儒，有深厚的文字功底，对文字的古音义非常熟悉，又深感《素问》和《难经》原书结构层次欠缺，文字亦有缺漏，便将原书中的内容加以分类汇编和注释，做成自己的"读书笔记"。

王居中对他这种学习精神大加赞赏，对这两本"读书笔记"更是叹为观止，认为他的学生滑寿在这方面已经超过了自己，并预言滑寿将来一定会在医学事业上有所成就。果然，这两本"读书笔记"后来成为《读素问钞》和《难经本义》二书，一直影响很大。

滑寿后来负笈千里来到山东东平，跟随高洞阳学习针法，尽得其传。

滑寿深感自从方药盛行以来，针灸逐渐被人忽视，甚至不明经络，仅凭"阿是穴"诊治疾病。于是，他在经络和穴位考据上下了很大功夫，不

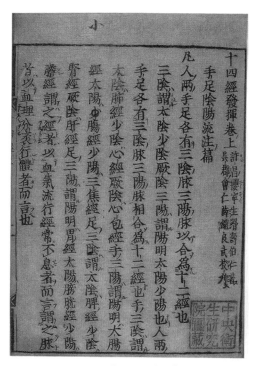

明刊本《十四经发挥》

仅循经考穴、训释名物、编写歌诀，还提高了任、督二脉的地位，将其与十二经合为十四经。这些研究成果最后汇集成《十四经发挥》一书。

　　滑寿还在这本书里较为完整地绘制了经络穴位分布路线的全图。现代著名针灸学家、中国科学院学部委员承淡安先生曾评价："针灸得盛于元代，滑氏之功也。"这本书不仅对中国针灸界的发展起到了承上启下的作用，也远播朝鲜、日本等国，对针灸的发展具有一定贡献。

　　滑寿认为，在社会的各行各业中，医学是最不可或缺的。而医生的水平在很大程度上取决于诊脉。因此，滑寿在脉诊方面非常用功，先将元代以前的脉学进行了总结，并结合自己的心得并写成了《诊家枢要》这本书。他强调，医生诊脉时必须先调整自己的气息，以便集中注意力观察患者的脉象；并且以"浮、沉、迟、数、滑、涩六脉"为纲，统括论述了30种脉象的名、象及主病。

　　滑寿医术高超，且医德高尚，凡治病救人，均将生命放在第一位，不计较报酬多少。滑氏所到之处，人们争相邀请他诊病，在江、淮、吴、甬间一带被尊为神医。当时著名的文学家朱右、戴良、宋濂和医学家吕复等，均与滑寿交好，对他的为人及医术大加赞赏。戴良赠诗曰：

> 貌不加丰，体不加长，
> 英英奕奕，其学也昌。
> 早啄《诗》《礼》之精华，
> 晚探《素》《难》之窈茫。
> 推其有，足以防世而范俗，
> 出其余，可以涤脏而湔肠。

　　滑寿擅长治疗妇科和儿科病症。据记载，某年秋日，滑寿与友人同游虎丘山，遇到一妇人难产，同行的友人尝试了好多方法均无效，只见产妇满头大汗，甚至已经没有力气喊出声音了，滑寿见到路边新落地的梧桐叶，命人水煎梧桐叶，让产妇喝下，不一会儿，产妇顺利产下一小儿。

　　周围的人都很奇怪滑寿这方子的用意，滑寿便告诉他们："该妇人怀胎十月却难产，是因为气不足，妇人生子如同瓜熟蒂落，秋天霜打的梧桐叶有下降之性，所以用梧桐叶助产，正是同气相求之义。"

滑寿发现在麻疹尚未透发之际，口腔内先见斑点，这种可以帮助诊断小儿麻疹的"滑氏斑点"，至今已沿用 600 余年，颇受中医界及广大学者的重视。

滑寿一生勤于著述，将其所学所得及临床经验都整理成书，其代表著作是《读素问钞》《难经本义》《十四经发挥》，此外还有《医韵》《伤寒例钞》《诊家枢要》《撄宁生要方》《医学引彀》《撄宁生补泻心要》《痔瘘篇》《滑氏方脉》《滑氏医韵》《麻疹全书》《滑伯仁正人明堂图》等。

滑寿除早年习儒之外，其思想也深受道家影响，例如其晚号"撄宁生"，源于《庄子·大宗师》："其为物无不将也，无不迎也，无不毁也，无不成也，其名为撄宁。"意为接触外物而不为所动，保持心神宁静。在养生方面，他提倡动静结合和内外兼修。

生活在元末明初的滑寿，以其勤学善思和明辨笃行的学习态度，先发大慈恻隐之心、誓愿普救含灵之苦的高尚医德，点亮了中医学在元明之间的这棒火炬。

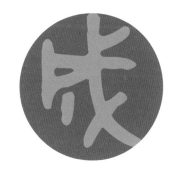

第六章

医学大成（上）

　　时至明清，中医学的发展呈现出一派繁盛辉煌的气象，堪称医史上的鼎盛时期。著名医家灿若繁星，各类著述浩如烟海，学术思想交相辉映，临床成就不胜枚举。

　　明清时期考据之风盛行，受此影响，医学经典著作的整理、校勘、注释与研究，如对《内经》《伤寒杂病论》的研究，对《神农本草经》的辑复等，都达到了一个高峰。其中，《内经》的研究出现了全文注释与分类节要注释；《伤寒论》的研究开启了"错简重订派"与"维护旧论派"的学术之争；在辑复、整理的基础上，形成了以《神农本草经》为药学研究基础的本草研究流派。

　　随着文化教育的普及和出版业的发展，大型文献的编纂与刊刻蔚然成风，著名的类书《永乐大典》、丛书《四库全书》均成书于此时期。在医学方面，也出现了各种全书、类书和丛书。对后世影响较大的有楼英的《医学纲目》，以阴阳脏腑为纲、病证为目，广汇诸家学说；王肯堂的《证治准绳》，又名《六科证治准绳》，是一部具有丛书性质的全书，包括《杂病证治准绳》《杂病证治类方》《伤寒证治准绳》《疡科证治准绳》《幼科证治准绳》《女科证治准绳》六种；张景岳的《景岳全书》博综百家，系统论述各科疾病证治，体现温补思想；《医宗金鉴》是由政府主持编纂的一部丛书，供太医院诊疗与教学之用，可称为"御纂医学教科书"，因其条目清晰、文、图、歌诀并茂，适于初学者入门使用，对后世影响较为广泛。

本草学成就首推李时珍的《本草纲目》，该书征引书目八百余种，纲举目张，创立了当时最先进的药物分类法，是古代本草的巅峰之作；赵学敏对《本草纲目》拾遗补缺，著成《本草纲目拾遗》，具有很高的学术价值。同时还出现了编写角度各异的本草书籍，如食物本草《救荒本草》、地方本草《滇南本草》、启蒙读本《本草蒙筌》、普及读本《本草备要》、专论炮制的《炮炙大法》、侧重配伍的《得配本草》等，风格多样，异彩纷呈。

这一时期，方剂学进入全面、系统的总结阶段，出现了我国古代最大的综合性方书——由朱橚主持编纂的《普济方》，载方6万余首，辑录了明以前历代医家的方书方论，规模宏大。吴崑的《医方考》、罗美的《古今名医方论》、汪昂的《医方集解》等注重方剂的考证和义理的阐发，是影响较大的考释类方书。同时出现了适用于普及的简明实用方书和汤头歌诀。

临证各科均有突出成就。在内科学方面，出现了以薛己、汪机、张景岳、赵献可为代表的明代温补学派，重视命门和脾胃先后天阳气，纠正了自元末至明初丹溪滋阴学说的流弊。

"补药杀人无过，泻药救人无功"，这是清代医疗活动中的普遍现象。误用人参导致病症加重的，不会受到苛责；对证应用大黄治愈顽疾的，往往备受非议。

温补一派原本是为了补偏救弊，最终却导致了矫枉过正的局面。社会大众普遍接受补法，患家心甘情愿，医者不明所以，导致温补法滥用肆用的情况较寒凉派更为严重。

为了再一次匡正医理，诸多医家纷纷著书立说，澄清用药准则，由此，以徐大椿为代表的反温补学派诞生了，对正确理解、应用温补学说和滋阴学说启发较大。

在外科学方面，陈实功的"正宗派"、王维德的"全生派"、高秉钧的"心得派"相继形成，标志着中医外科的成熟。妇产科更加全面与实用，对后世影响最大的是傅山的《傅青主女科》。儿科在小儿常见传染病方面的认识与诊疗水平有了新的发展。针灸科方面，高武针对男、女、儿童骨度分寸的不同，分别铸造了3具针灸铜人，为学习和研究针灸提供了新的视角；杨继洲总结了明代以前的针灸经验，以选穴简要、重视补泻手法为特色，纂成《针灸大成》，成为明以后300年间流传最广的针灸学著作。此外，这一时期还出现了《名医类案》《续名医类案》等大型医案类书，以及数量众多的各家医案，留下了数以万计的真实临床诊疗记录。

明清时期，由于城市的发展和人口密度的增加，加之自然灾害和战争，瘟疫不时大规模流行，温病学由此从传统的伤寒学中分离出来，形成相对独立的学科。明朝末年，我国第一部疫病专著《温疫论》问世，创造性地提出了"疠气致病说"，是温病学说、温病学派创立的标志。此后，温病学派名家辈出，叶桂、薛雪、吴瑭、王士雄影响最大，被称为"温病四大家"。叶桂阐明了温病的病因、感邪途径和发生发展规律，与伤寒截然分开，并创立了卫气营血辨证体系；薛雪对湿热病进行了专题研究，系统总结了湿热病的病因病机、临床表现、变化特点、辨证纲领和治疗法则；吴瑭创建了三焦辨证体系，把温病传变与脏腑病机联系起来，为温病学说的理、法、方、药系统化做出了突出贡献；王士雄集前代温病学研究之大成，首次将温病分成新感和伏邪两类，对伏气温病有深入的认识。这些温病学家都注重、推崇张仲景的《伤寒论》，又根据时代的特点、病证的变化，提出新的观点和思路，体现了中医因时、因地、因人制宜的灵活性，同时也完美地诠释了中医的"守正创新"。

本章因内容较多，分为上、下两部分，概要讲述明清时期医学的主要成就。

普济天下六万方

有这样一部书，由一代藩王亲力亲为，载 1960 论，分 2175 类，列 778 法，附 239 图，录 61739 方，总计 950 万言，篇帙巨大，内容丰富，为我国古代方书之最。

这就是诞生于明代，集先前方剂之大成，旨在博采众长、济世安民的《普济方》。书名"普济"，义在以人为本，集天下之法以救苍生。组织编撰此书的是明藩王朱橚。

朱橚，明太祖朱元璋的第五个儿子，明成祖朱棣的胞弟，生于显赫的帝王之家。他喜好读书，广泛游历，最爱在青山绿水间观察植物百态。为了方便研究，专门修建了一处庭院，种植来自各地的野生植物。在他看来，能够救死扶伤、祛病延年的医药，是人类健康的必要保障，是造福百姓的伟大事业。

洪武三年（1370），朱橚受封为王，洪武十四年就藩于开封。曾因擅自离开藩地被流放到偏远的云南。

云南地处西南边陲，人烟稀少，经济贫困，山林中弥漫着重重瘴气。百姓常因瘴毒致病，却难以得到及时救治。每逢天灾之年，颗粒无收，当地人民只好采食野草根皮充饥，时有误服毒草而丧生的意外发生。

朱橚感慨民生疾苦，深深地体会到编著方书、普及医药知识的重要意义，于是倾付半生精力，搜集、考证、亲验、汇编，完成了《保生余录》《袖珍方》《救荒本草》和《普济方》等多部医药著作，对我国医学发展做出了很大贡献。

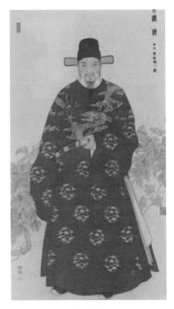

朱橚像

《普济方》成书于永乐四年（1406），是我国历史上最宏伟的中医方书。由朱橚主持，滕硕、刘醇等编写。原为 168 卷，《四库全书》本改订为 426 卷。

书中内容分为总论、脏腑身形、诸疾、疮肿、妇人、婴孩、针灸七大部分，涵盖中医基础理论和临床各科。广泛辑录了明以前历代医家的方书方论，规模空前宏大，为后世中医学研究提供了极为丰富的资料。

总论部分突显了中医重视天地时气、以脏腑为核心的辨治体系。其后部分详述各科病症，于每一病之下，备举诸方诸法，各门各证编次条理清晰。书中兼纳传统文化中的医学相关内容，包括传记、杂说、道藏、佛经，内容十分丰厚。

《普济方》编著完成之后，由于篇幅浩大，难以批量刊印发售，主要以借阅抄录的形式流传，因此影响力不如同时代或同类别的其他著作。亦有学者对此书持批评的观点，认为其中内容重复混杂，庞乱无章，又因抄写导致诸多错谬，空有篇幅，实际于临床难以应用。

然而，我们不可否认《普济方》举足轻重的医史文献学价值，以及对前代医学成就总结的历史贡献。

古代知识传播率低，医学著作难以留存，许多珍贵的典籍因此亡佚。朱橚凭借自己的政治地位和经济实力，在全国范围内深度搜集医药资料，并召集著名学者、画师参与本书编绘。可以说，《普济方》的编著工作汇集了全国之力，使 15 世纪以前的中医方论得以系统总结，是自古以来收辑最为全面的一次，尤其是散佚于宋元时期的医学著作，受益于本次汇编，得以保存。

在难民没有粮食，被迫以野草充饥，却不能辨别有毒无毒时，身为藩王的朱橚，不忍百姓无辜丧生，亲自采药尝验。面对侍从的劝谏，他曾说道："昔日神农不顾危险，甘愿为天下苍生试药。我不过是一介凡人，和广大民众的生命比起来，又算得了什么呢？"他曾征集 400 多种可以食用的植物，种在苗圃中，亲自观察，等到生长成熟，召画工绘画成图，编纂成书，这就是《救荒本草》。这部书收载了植物 414 种，其中 276 种是以往本草书中所没有提及过的，是一部风格独特的食物本草。荒灾之年，老百姓可以按图索骥，在田野中寻求可以充饥救命的植物。

《普济方》是一代藩王的宏大之作，寄予了他以民为本、厚德为怀的仁心。世间万物终会消散于无形，唯有善举才能代代流传下去。中医是先民赠予我们的智慧，不仅仅是一门技术。除了学术价值，不妨温情地看待《普济方》的人文价值，亦可聊表我们对先贤的敬畏与爱戴。

医著等身薛立斋

自金元以来，"寒凉""滋阴"学说兴盛，苦寒清降、泻火凉血的医方大为流行，一旦使用不当，每每克伐生气，继而导致诸多流弊。在这种情况下，重视脾肾的温补学派应运而生。

顾名思义，温补学派以温养补虚、善用甘温为治疗特点，其领军人物首推明代医家薛己。

薛己（1487—1558），字新甫，号立斋，江苏吴县（今江苏苏州）人。自幼聪慧，父亲薛铠为太医院医士，既有良好的家传祖训，又精勤不倦，一心工于医学。正德年间选任为御医，后官至太医院院使。宫中收录天下医籍最全，薛己得以博览群书。他本以外科为长，后融汇诸家，精通各科。

中年告归之后，薛己致力于著书、校书、评书，一生著作颇丰，如《外科枢要》《内科摘要》《女科撮要》《疬疡机要》《正体类要》《校订妇人大全良方》等。其中少有长篇论述，大多附以医案来表达自己的学术观点。

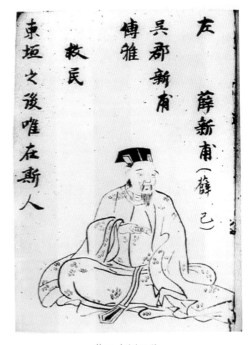

薛己木刻画像

有一次，知府徐克铭病发热口渴，辗转求医不效，反而增加头晕耳鸣、大小便不通、胸膈痞满等症状，于是延请薛己诊治。

薛己问诊切脉后，一并查看前医方药，不禁摇头叹息，道："大人属脾胃阳衰之体，平日必有纳食欠少、肢体困倦，此番发热并非实火旺盛，而是脾胃元气不足，虚火浮越。实在不该再用黄檗、知母这类苦寒清火药，应该用东垣先师的补中益气法，甘温除大热。"

言语之间，徐知府频频点头称是，对薛己的论述佩服至极，当即按方取药。一剂之后，病已好了大半。此后又以八珍汤（气血双补方）加减善后，渐至痊愈。

薛己继承家传，同时重视王冰、钱乙、张元素、李东垣等人的学说，倡导温补，重视脾肾。彼时元末明初，丹溪之法广受推崇，世医不详察病证，肆意投用寒凉苦药，造成了莫大的隐患。薛己敢于发声，补偏救弊，成为明代温补学派的先驱。

某日，一妇人因月经病前来求诊。她自上次行经之后，出血淋漓一月未尽。薛己切脉望舌，问道："夫人是否常感头晕心悸，纳食不香，以往经血干净时又有带下色浊之症？"妇人应声称是，薛己心下明了，提笔写方。

待妇人去后，门徒问道："方才看师父用药偏于温补，然古书有云'血得热则行'，此方用于出血是否有不妥？"薛己浅笑，答曰："此人不同以往，经血不止，全因脾气不能升举，若用凉血止血，必然重伤脾胃，导致变证丛生。现今苦泻之法盛行，脾胃气弱者多，用药不可孟浪，务必顾护脾胃。我们且看疗效如何。"三日后妇人再次登门，她经血已停，特来告知。

医学流派盛行的因素是多方面的，为医者不可偏听偏信。薛己显然是具有批判精神的医学大家，他深入研习中医经典，结合当世社会因素，开创了符合当时实际的学术理论。

秉承《黄帝内经》中"治病必求于本"的思想，薛己认为"本"有两方面的含义。其一，指代疾病辨治的核心，把病机、证型当作治疗的眼目。其二，"本"是生命的立足点，人以脾胃为本，重视脾气下陷的病理意义。因此重视温补，这对后世李中梓、张景岳、赵献可等医家均有很大影响，由此开启了后世诸家深入探索温补理论的新篇章。

本草巅峰在"纲目"

　　在漫长而辉煌的中医发展史上，不仅医家繁若群星，而且医籍也数不胜数。如果让我们举出两部最有代表性的医书，一部当是被誉为"至道之宗，奉生之始"的《黄帝内经》；另一部则非李时珍的《本草纲目》莫属了。

　　李时珍（1518—1593），字东璧，号濒湖，蕲州（治今湖北蕲春）人。祖父是一位铃医（走方医）；父亲李言闻医术高明，曾任太医院吏目，著有《四诊发明》等书。李时珍受家庭熏陶，自幼便跟随父亲诊病、采药、抄写药方。

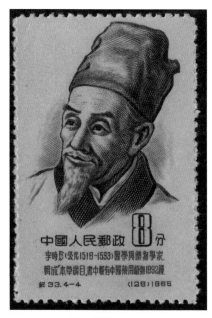

纪念李时珍的邮票

　　当时医生的社会地位较低，父亲希望他走科举之路，攻读四书五经以求仕途。14岁时李时珍便考中了秀才，但接下来的3次乡试都没能如愿。

　　从此以后，李时珍放弃科举，专心从医。他闭门苦读达10年之久，广泛涉猎史学、哲学、文字学等领域，对医药学更有深入的研究和思考，为之后的行医济世打下了坚实基础。

　　据清代顾景星《李时珍传》记载，嘉靖二十一年（1542），蕲州荆王府富顺王朱厚焜想要废嫡立庶，将王位传给庶子。这时，嫡子生病了，请李时珍诊治。了解病情以后，李时珍用一付汤药就治好了。

　　富顺王问："这是什么汤药，效果如此神速？"

　　李时珍便告诉富顺王："这是一付'附子和气汤'。"

　　"附子和气"与"父子和气"谐音。

富顺王听了以后顿悟其意，后来还是将王位传给了嫡子。

楚王朱英㷿听说以后，聘请李时珍任楚王府"奉祠正"，掌管王府医疗事务，此间李时珍治好了楚王世子的病。经楚王举荐，李时珍到太医院工作。一年后他辞去太医院职务，返回蕲州。

这期间，李时珍经常出入于太医院的药房及御药库，认真仔细地比较、鉴别各地的药材，搜集了大量的资料，同时还有机会饱览了王府和皇家珍藏的各类典籍。与此同时，李时珍还从宫廷中获得了当时民间的大量本草的相关信息，并看到了许多平时难以见到的药物，开阔了眼界，丰富了知识。

李时珍在行医过程中，发现以往的本草书中存在着不少错误，也有阐发不足或缺漏的地方。有的把一种药误认为几种，有的把几种药混为一种，有的药图与药名不相符……他还目睹了因本草书记载错误，用药失误而导致病人死亡的惨痛事件，于是决心重修本草，编写《本草纲目》。

李时珍用了 27 年时间，到明神宗万历六年（1578），60 岁时才完成《本草纲目》的初稿。

编写工作展开的前 16 年，他采方问药，广泛收集资料，是一个积累的过程；后 11 年，以唐慎微《证类本草》为蓝本，撰写完成初稿。接下来，又做了 3 次修改，才最终定稿完成。

《本草纲目》凝聚了李时珍一生的心血。为了编撰《本草纲目》，李时珍做了大量工作。他参考了 800 多种文献，除历代的本草书、医书外，还涉及经史百家 400 多种。这在当时的条件下，是极其不容易的。

为了弄清药物的性状和生长情况，获取准确的第一手资料，李时珍除"读万卷书"外，还"行万里路"。他多次外出考察，足迹踏遍了湖北、湖南、江西、安徽、江苏、河南、河北、山东、福建、广东等地，做了大量的实地考察工作。

比如蕲蛇一药，也就是蕲州产的白花蛇，有剧毒，但同时有很好的药用价值。李时珍为了解蕲蛇的形态和生活习性，冒着生命危险，多次攀登龙峰山，在捕蛇人的帮助下，观察了蕲蛇的特征，以及捕蛇、制蛇药的全过程，并做了真实记录。

李时珍的家乡是湖北、河南、安徽、江西四省交会之地，数省的药材都在此交易，李时珍借此便利条件，从药材市场和药材商人那里获得了不少知识。他还广泛请教群众，向药农、樵夫、猎人、渔民等了解药物知识。

就这样，李时珍通过27年的艰辛努力，撰成《本草纲目》52卷。这部巨著总结了16世纪以前我国的药物学成就，共收载药物1892种，附图1100多幅，是一次药物学的大总结。

为了把这1892种药物清晰、有条理地表述出来，李时珍采取"物以类聚，目随纲举"的方法，创立了当时最先进的药物分类法。

李时珍首先把这1892种药分为16部。这16部包含了3个等级：第一个等级是水、火、土、金石，第二个等级是草、谷、菜、果、木、服器，第三个等级是虫、鳞、介、禽、兽、人，是从无生命到有生命，从植物到动物，从低级到高级来排列的，最高级的便是"人"。在16部之下，李时珍又将每部再分类，共计60类。这就起到了纲举目张的作用。

《本草纲目》不仅是一部药物学著作，还包含了植物学、动物学、矿物学、物理学、天文学、气象学、农艺学等领域丰富的知识，是一部百科全书式的巨著。

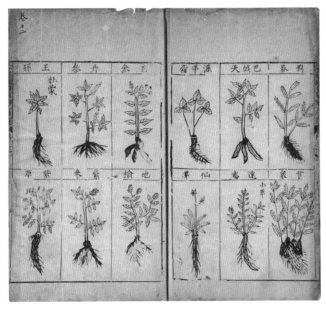

《本草纲目》（明万历二十一年金陵胡承龙刻本）

《本草纲目》很早就流传到朝鲜、日本、越南等国，先后被译成日、朝、英、法、德等多种文字，在亚洲、欧洲、美洲的许多国家和地区产生了巨大影响。英国科学家、中国科学院外籍院士李约瑟在所著《中国科学技术史》中评价道："毫无疑问，明代最伟大的科学成就，就是李时珍那部在本草系统书中登峰造极的著作《本草纲目》。"

古今医统徐春甫

明代帝王之家常用的一张养生方是"二仙膏"，选用人参、黄芪、枸杞、熟地等药熬制，以鹿角胶、龟板胶"二仙"收膏，有益气养血、培元固本的功效，服之可以延年益寿。此方由名医徐春甫创制。

徐春甫（1520—1596），字汝元，号东皋。祁门（今属安徽）人。家世业儒，幼年从学于太学生叶光山，欲通过科举求得功名。后因体弱多病，于是拜同里名医汪宦为师，专攻医学。

徐春甫由儒而医，又勤学苦读，对各家医书无所不读，不数年尽得汪氏之学，且青出于蓝而胜于蓝，名噪一时。

此后，徐春甫移居北京开业诊病。他治病以救人为务，不求报酬，且疗效显著，求治者络绎不绝。既有穷苦之人排队以候，也有显贵之家延请。朝廷为了嘉奖他，曾授以太医院医官之职。

明代皇帝尊崇道教，喜好长生不老之术，从太祖朱元璋开始，即有服食丹药的习惯。但丹药多由重金属物质炼成，对身体健康有百害而无一利。

徐春甫对皇帝的需求非常清楚，因此以《内经》"治未病"理论为依托，创立了讲究滋补强身、调节气血平衡，同时兼具扶正祛邪功效，既能治病又能保健的诸多方药，二仙膏便是其中的代表。

徐春甫重视中医经典的学习，以《内经》为学术之本，从源及流，博采众家之长，对李东垣、朱丹溪的医学理论极为推崇。主张针、灸、药三者并用。教导弟子师古而不泥古，临证不可墨守成规，古方应用贵在变通加减。

易水学派的张元素是李东垣的老师，他曾提出咳嗽的辨治要分"咳"与

"嗽"，认为有声者为咳、无声者为嗽，世人奉为圭臬。但实际临床中，"咳"与"嗽"往往相伴而生，区别治疗的意义并不显著。

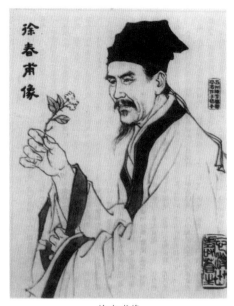

徐春甫像

徐春甫从文字训诂的角度指出，"咳"字从亥，亥为有形之物；"嗽"字从束、从欠，并非无声之意。张元素纵为学术大家，他的提法也有不足之处，不仅与字义不符，也不适用于临床。

徐春甫一生精研笃学，勤于临床，内、外、妇、儿各科无不精通。中年以后，又多著述，有《古今医统》《徐氏二十四剂方经络歌诀》《医学指南捷径六书》等著作问世，而以《古今医统》最有影响。

《古今医统》又名《古今医统大全》，全书共100卷，180多万字，是一部大型医学全书。

书中广泛汇总了明以前的医药资料，内容包括医家传略、各家医论、脉候、运气、经络、针灸、本草、养生、临床各科证治，是一部内容十分丰厚的医学全书。该书反映了嘉靖以前的医药成就，在中医理论研究和临床实践上具有一定的价值。

为了促进学术交流，端正医德医风，隆庆二年（1568），徐春甫在京城组织成立了我国第一个医学民间组织——一体堂宅仁医会。参加者有在京的著名医家46人，以"穷探《内经》、四子（张、刘、李、朱）之奥，切磋医技，取善辅仁"为宗旨，强调治学始乎诚意，行医坚守仁心。

一体堂宅仁医会尤其重视医德规范，提出了诚意、明理、格致、审证、规鉴、恒德、力学、讲学、辨脉、处方、存心、体仁、忘利等22项从医要求，正是医乃仁术、大医精诚的体现。

针灸大成杨继洲

明代万历年间，曾有这样一个故事。时任巡按山西的监察御史赵文炳，身患痿痹，四肢肌肉无力、关节疼痛，昼夜不得安宁，严重妨碍了公务及日常生活。多方延医诊治，屡进汤药丸剂，病情却没有丝毫改善。

后来有幸请到了身为太医的杨继洲为他诊病。杨继洲问症察脉之后，仅仅扎了三针，赵文炳的痛苦便减轻了大半。

万分感激之下，赵文炳请远道而来的杨继洲暂住几日，以尽地主之谊。两人攀谈过程中，谈到针灸的价值，杨继洲认为，针灸比中药更有可为之处。他说："针、灸、药三者各有所长，然而中药的功效受到许多客观因素的影响，比如不同地区的药品种类、质量就有很大的不同。相对而言，针灸疗效全在医者技艺，且工具小巧灵便，最适合随身携带，以防不时之需。"

接着杨继洲又说："古代圣贤十分重视针灸，就《黄帝内经》来说，整部《灵枢》都是有关针灸理法的内容，名医如扁鹊、华佗，也都以针灸闻名。现在的医者重药轻针，反而荒废了先贤创立的妙法，实在是可惜！"

赵文炳若有所思，问道："杨兄可有书稿著作？"杨继洲便将自己正在整理的《卫生针灸玄机秘要》拿给他看。

原来，杨继洲祖辈皆在太医院任职，家传医术精湛。这部书稿是他在祖传《卫生针灸玄机秘要》的基础上，结合自己的临证经验编写的。

赵文炳当即表示，愿意出资帮助杨继洲刊印书稿。杨继洲感激之余，认为此书尚未定稿，体系还不够完善。于是，在靳贤的协助下，又从《针灸聚英》《标幽赋》《金针赋》《医学入门》等20余种医籍中，节录部分针灸资

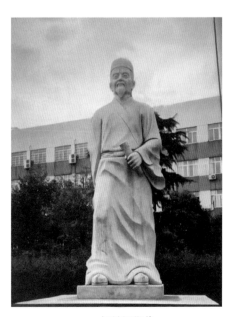

杨继洲塑像

料并予以注释，还绘制《铜人明堂图》，详记腧穴定位，篇末选附针灸验案，编撰完毕后，取名《针灸大成》。

该书全面总结了明代以前的针灸经验，以选穴简要、重视补泻手法为特色，论述了经络、腧穴、针灸手法与使用注意事项，并介绍自己的临证经验，倡导应用针药结合的综合治疗模式。

自明万历二十九年（1601）《针灸大成》首次刊行后，便受到了医界广泛重视，先后重刊、重印近30次，而且前五次均为官府刊印，其翻刻次数之多，流传范围之广，声誉影响之著，在众多针灸医籍中皆为罕见，是明以后三百年间流传最广的针灸学著作，被医学界尊为针灸经典。同时，该书的国际影响力颇巨，被译为多种语言流传到海外。

杨继洲在书中写道，一名合格的中医大夫应当针药并举。他批评了医者忽视针灸的社会现象，强调针灸在治疗中的主导地位。书中附录的医案，或为专用针灸，或是针药结合，亦有因服药不效，转用针灸治疗痊愈的病例，极大地鼓舞了当世医者学习针灸的热情。

杨继洲在针灸学方面造诣精深，书中对针刺得气、补泻手法、艾灸、晕针等具体问题的发挥有着开创性的成就，奠定了杨继洲"针圣"的地位。

《针灸大成》内容丰富，系统完整地讲述了针灸学理论，是继《针灸甲乙经》后，我国针灸学的又一次重大总结，标志着中国古代针灸学已逐步成熟，在针灸学发展史上起到了承前启后的重要作用。

证治六科有准绳

王肯堂（1549—1613），字宇泰，明江苏金坛（今江苏省常州市金坛区）人。他出身官宦世家，祖父、父亲都担任过朝中的官员。

王肯堂自幼喜欢读书，对范文正公"不为良相，愿为良医"的志向甚为钦佩，所以在学习经书之余，常阅览医书。嘉靖四十五年（1566），其母病危，延请当地多位名医诊治，杂药乱投，均不得要领，最后得高手挽救，才转危为安。这一经历给王肯堂留下了深刻印象，于是立志学医。他刻苦研究各类医籍，进步很快，异乎寻常的天赋也显露出来。

有一次他的妹妹得了乳疮，请了很多外科名家治疗，都不见好转，王肯堂经过仔细思辨，终于治愈妹妹的疾病。后来，他又治好了一位虞姓老人的附骨疽重症，名声大振，年仅20余岁，求诊的人络绎不绝，常常挤满庭院。

王肯堂的父亲深怕他因为学医而影响考取功名，屡次劝诫他以举业为重。他不忍违背父亲意愿，只好暂时放下医书，专攻举业。万历十七年（1589），王肯堂考中进士，被选为庶吉士，授检讨之职。在史馆工作的

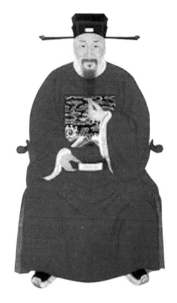

王肯堂像

四年间，他有机会阅览馆阁中秘藏的许多医学典籍，孜孜不倦，精研探索，为之后成为一代名医奠定了基础。

王肯堂曾任福建布政司参政，因上书言抗御倭寇事被降职。万历二十年，他托病辞官归乡。宦海的失意让王肯堂更加坚定了学医的决心。他饱读医书，潜心研究，医术更加精湛。

王肯堂行医之余，著书立说，以济万世。他博览明代以前的重要医籍，采古今方论，再加上个人经验和见解，先后用十几年时间，编著成《证治准绳》44卷，分为杂病、类方、伤寒、疡医、幼科、女科六类，后世汇刻称《六科准绳》。该书集明代以前医学之大成，蔚为大观，一经刊刻便被竞相传阅，奉为圭臬。

难能可贵的是，王肯堂记载了许多首次出现的病症。《证治准绳》杂病篇中记载了色盲的症状，患者视白如赤，视物非本色，还列出了不同类型的色盲表现。这是世界上对色盲最早的记载。现代医学将色盲的发现归功于英国物理学家道尔顿，他在1794年发现了色盲症，比王肯堂晚了近200年。王肯堂的著作中收载了眼科病症193种，凡现代用肉眼检查能见到的眼病，

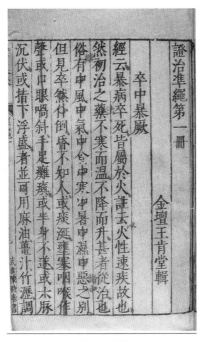

《证治准绳》

几乎都罗列无遗。

在外科手术方面，王肯堂也做出了重要贡献。他记载了多种疾病的外科治疗术，如对气管切开后的吻合术，主张分层缝合，"以丝线先缝内喉管，却缝外颈皮，用封口药涂敷"。

《证治准绳》一书的编纂，体现了王肯堂学而不厌和客观严谨的治学精神，完成这样一部巨著，除具有广博的知识和丰富经验以外，还需要坚持不懈的努力。他不仅医术精湛，对天文、历算、书画、禅学等都有造诣，曾与董其昌论书画，与利玛窦论历算。他还著有《古今医统正脉全书》《医镜》《医学正宗》等医书。

一代宗师"张熟地"

张介宾（1563—1640），字会卿，号景岳，别号通一子。他治病偏于温补，擅用熟地，又被称为"张熟地"。他能文善武，喜好谈兵论剑，年少时志在戎马功名，中年后回归岐黄之术。

温补学派若以薛己为先驱，那么张介宾则是该派实至名归的核心人物。

张介宾为军功将门之后，出生于浙江山阴（今浙江绍兴）。其父张寿峰通晓医理，年幼时张介宾就跟随父亲研习《黄帝内经》。后来曾到北京，师从于名医金梦石，少年时医术已成。

然而，他性格豪放，一心奔赴沙场，于壮岁从军，常年游历北方，足迹遍及榆关（今山海关）、凤凰堡和鸭绿江之南。无奈时运不济，戎马半生终未得志。

中年以后，面对年迈的双亲，慨叹自己一事无成，遂彻底放弃功名之路，再度致力于医学。

明代医学沿袭金元而来，河间的火热论、丹溪的相火论占据着主导地位，张介宾也受到影响，早年十分重视丹溪之学。随着临证经验的积累，他意识到苦寒泻火的弊端。

有一次，一位父亲带着小女儿逛街，路过药商的摊位，父亲顺手捡了一粒松子给女儿吃。小姑娘张口吃了，发觉味道不对，吐出半颗，没过多久就开始腹泻，一日十多次。原来她吃下的是巴豆。

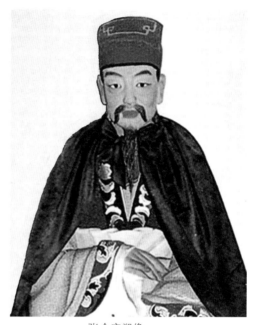

张介宾塑像

第二天小姑娘全身肿胀，无法进食，父亲大慌，急忙去请张介宾。张介宾到时，家中早已聚集了一群人，正议论纷纷。这个说喝绿豆，那个说用黄连，还有的说要泄水消肿。

张介宾诊查之后，说："已经泻了这么多水了，怎么能再用泻药呢？现在的肿胀分明是脾胃气虚造成的，哪里还禁得住黄连这样的苦寒药？绿豆也非所宜。"

于是他开了自己创立的温胃饮（治疗寒性呕吐、泄泻的方子），再加上甘温的人参，小姑娘喝了几服，病就痊愈了。

巴豆明明是热性的，怎么张介宾用温热的药物还能把病治好呢？

实际上，小姑娘只吞下了一点巴豆，热势并不重，反而泻的力量太大，伤了脾胃阳气，张介宾用温补脾胃的法子，自然一举中的。

他重视阳气的作用，认为阳气在人体中最宝贵，相对于引发疾病的"阴寒之气"而言，始终处于不足的状态。

然而当时医家偏执于"火热为病"的理论，不辨阴阳虚实，皆用泻火之法，肆意戕伐阳气，磨灭生机。这样的风气促使张介宾逐渐摈弃寒凉学说，转而私淑于薛己。加之在医学、易理方面的体悟，他提出了自己的医学见解：结合阴阳辨证关系，主张养精补虚。这为温补一派奠定了理论根基。

张介宾认为，"阴阳"为辨证之纲，统领"表、里、虚、实、寒、热"六变（即"二纲统六变"之说，为后世八纲辨证之理论先导），诊断的第一层次，即是分明阴阳。他运用补法，以填补形质为主，常用的药物有熟地黄、当归、山萸肉、枸杞等味，又以熟地为首选。

张介宾认为，熟地是众多草木类药物中最为甘厚者，对精血的滋养作用无可比拟。曾广泛用于外感、水气、肿胀等多种历代医家认为禁用的病症中，不拘常法，却收药到病除之效。这绝非偶然现象，而是精准大胆地把握了疾病虚损的本质。

张介宾补法的另一特色是补必兼温。他曾说，虚实的治疗大法，是用寒药攻实邪，温药补虚损，补不离温。所以临证之中，只要遇到需要扶助正气的情况，张介宾多以温补为主旨，一般选用附子、肉桂、干姜、人参等辛温、甘温之类。

相对于薛己重视脾胃而言，张介宾更强调命门的作用。他的温补理论不仅在当世具有补偏救弊的意义，更为后代疾病治疗和养生延寿做出了重大贡献。

当然，若无细致的辨证，妄行张介宾的温补疗法，也会导致滋腻恋邪、妨碍脾胃运化等不良后果。他治病救人、扶危助困的善举，敢于质疑、实事求是的学术态度，以及创立甘温名方、完善温补理论体系等诸多功绩，无愧于"医中杰士"和"一代宗师"的赞誉。

生生不息命门火

温补学派以温养补虚为主要特色，薛己是其先驱人物，张介宾为学术思想集大成者。该学派另一位著名医家是被誉为"江湖状元"的赵献可。

赵献可，字养葵，号医巫闾子，明代鄞县（今浙江宁波）人。好学博览，通晓古今，不求功名利禄，一生游历四方。他达于《易》，精于医，擅长儒道佛之学。生活在明朝末年，与张介宾同期，两人的学术见解也有类似之处。

赵献可著作众多，现有《医贯》《邯郸遗稿》传世，以《医贯》的影响力为最大。

《医贯》中记载了这样一个医案：一位壮年男子咳嗽吐血，病情危急，赵献可赶到后，没有立刻止血，而是详细问诊。发现男子素有盗汗、遗精之症，导致肾阴亏虚，于是用六味地黄丸加麦冬、五味子滋养肺肾之阴，逐渐痊愈。后来男子过于劳累，又逢大怒，导致病症复发，咳出大量血块。家属再次延请赵献可。

这次赵献可先用《十药神书》的花蕊石散，消散瘀血，又用独参汤补益中气，咳血逐渐止住。然后令患者常年服用归脾丸、六味地黄丸，病症再也未曾发作。

由此看出，赵献可重视补肾温阳之法。他对温补学派的贡献，主要在于深刻发展了命门学说。

"命门"一词，最早见于《黄帝内经》，指的是眼睛，与后世讨论的概念完全不同。《难经·三十六难》第一次将命门与肾相互关联。书中指出："肾两者，非皆肾也，其左者为肾，右者为命门。"

赵献可对命门的解剖位置提出了自己的见解。他引用《素问·刺禁论》中"七节之傍，中有小心"之言，认为此处的"小心"即指命门，位于第二腰椎棘突下凹陷中，与脐相对，在两肾之间。

他取《易经》中的"坎"卦作比喻，来描述命门与肾的关系。坎卦

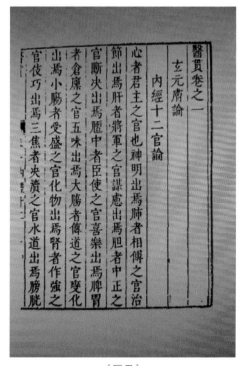

《医贯》

上下二阴中夹一阳，二阴即如两肾，此阳便是命门。这一观点与张介宾不谋而合。

关于命门的功能，赵献可说，命门之火通过蒸腾气化，为生命活动提供原动力，是人身至宝，能够主宰一切。命门火旺者生机强，火衰者则易发病，如果命门火熄灭了，则预示着即将死亡。

他认为《素问·灵兰秘典论》中所说的"主不明则十二官危"的"主"字，不是指代君主之官的心脏，而是诸脏腑之外另一脏器，也就是命门。这一观点将命门提升到决定生命的主导地位，其意义甚至重于作为君主之官的心脏。

由此，他进一步提出命门之火"宜补而不可泻"的治疗原则，治病的根本在于养护命门之火。即便患者表现为火热有余，他仍反对用知母、黄檗来"苦寒清泄"，提倡滋补真阴制约火热，常用六味地黄丸。这一诊疗思路源自薛己，与王冰的"壮水之主以制阳光"一脉相承。

赵献可的理论以《内经》为基础，反对寒凉，推崇温补，阐发命门为人身之主。他的见解鞭辟入里，给人一种全新的启示，推广应用六味丸、八味丸，为温补学派的发展做出了重要贡献，然而对任何病症都主张温养补虚的观点无疑是片面的。实际临床时尚需具体分析，反复推求，将病机梳理清楚，切不可偏执一隅，犯先入为主的错误。

疫病克星吴有性

自 2019 年底新冠疫情暴发以来，人们对传染性疾病的关注度越来越高。这些传染性疾病在中国古代有一个共同的称谓——瘟疫。

从古至今，人类遭受了很多种瘟疫，如鼠疫、霍乱、天花、非典型肺炎、新型冠状病毒感染等。这些疫病夺走了很多人的性命，同时人们也获得了应对瘟疫的经验。

早在先秦时期，文献便有对瘟疫的记载，那时人们认为瘟疫是异常气候变化导致的。自此之后，各时期的古医籍中都能见到对瘟疫的记载。

明末清初，由于城市发展和人口聚集，加之自然灾害和战争频发，多次引起疾病大流行。据记载，明代 276 年间有 64 次大疫流行。

《吴江县志》记载，瘟疫连年流行，一巷百余家，无一家幸免；一门数十口，无一口幸存。《花村谈往》记载鼠疫流行：崇祯十六年（1643）八月至十月，京城内外流行一种疾病，称为"疙瘩"，主要症状是淋巴结肿大，这也符合鼠疫的特点，一时间贵贱长幼呼病即亡，不留片刻。

瘟疫流行是多么惨烈的灾难！在当时，很多医家却不能掌握瘟疫病的病机与治法。有的医生将疫病误认为伤寒，照搬《伤寒论》中的方法治疗；有的错误判断疾病的轻重缓急，重病用轻药，延误最佳治疗时间；还有些医生选择逃避，拒绝诊治……

直到明末吴有性的出现，这一状况才有所改变。

吴有性（1582—1652），字又可，号淡斋，明末清初著名医学家，吴县东山（今属江苏省苏州市吴中区）人。

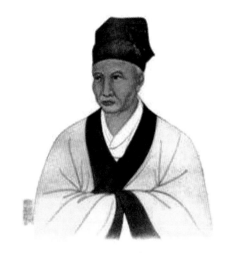

吴有性像

吴有性亲身经历了发生在崇祯十四年（1641）流行于河北、山东、江苏、浙江等省的瘟疫，亲眼看到无数民众死伤，内心被深深地触动。

他心系苍生，为了救治病人，不顾自己的生命安危，毅然决然地深入疫区，细心观察，推究病源。

古时的医疗条件远远不及现代，在疫病肆虐的环境下，吴有性没有防护服，没有 N95 口罩，却奋不顾身地冲到了最前线，这就是医者仁心、大医精诚！

在与疫情斗争的过程中，吴有性积累了丰富的资料，总结整理之后撰成《温疫论》，开启了我国传染病学研究之先河。

他突破了"六淫致病"（六淫，指风、寒、暑、湿、燥、火六种外感致病因素）的传统观点，大胆提出新的传染病病原学说——"疠气"致病说。这是温病病因学史上的一大创见，为整个温病学体系的构筑奠定了坚实的基础。

他认识到"疠气"并非空虚无实，而是一种肉眼观察不到的微小物质。40余年后，荷兰生物学家列文虎克在显微镜下发现了"细菌"，印证了吴有性的判断。在治疗方面，吴有性创立达原饮，为后世推崇的名方。

此外，吴有性细致阐述了疫病的入侵途径、致病特点和传染特点。他提出疫病具有特适性和特异性，即每种"疠气"侵犯的脏腑经络与症状表现不尽相同，是辨证治疗的关键。不同的"疠气"也有不同的传播特点，或引起整个区域的大流行，或只有少数人发病；或发于城市，或见于农村；病势轻者可迁延数日，病重者顷刻即亡。

吴有性开辟了温病学派发展的新道路，对中医传染病学做出了重大贡献。即便深知瘟疫危险，他依然单枪匹马深入疫区，无愧为伟大"逆行者"。

旷世奇才傅青主

他是武侠小说家梁羽生笔下的"无极剑"，三绺长须，面色红润，浩然正气长存；他更是名扬天下的"妇科圣手"，朱衣儒服，恪守精诚，以医济世。他就是明清之际名满天下的侠士傅青主。他的友人曾评价其一生的成就："世人都知青主的字好，岂知他的字不如诗，诗不如画，画不如医，而医不如人。"可见傅青主多才多艺，而医居其首。

傅青主（1607—1684），名山，青主是其字，号公它、朱衣道人，山西阳曲人。明末清初的著名学者，博览群经，广有建树，出身书香世家，兼晓医理。

时值明朝末期，官场腐败。那一年的科举试题是"修身"，以傅青主的学识才情，本当脱颖而出。但他故意审错题目，满篇文章控诉贪官污吏横行，揭露国家内忧外患，希望唤醒当政者。

结果名落孙山，老师袁继咸大呼可惜。傅青主却对朝廷彻底失望，于是愤然放弃举业，一心钻研学问。

他工于诗文书画、武术骑射。清军入关后，兵连祸结，民不聊生，傅青主惋惜苍生性命，从中年开始以医济世。

傅青主文化功底深厚，又有祖辈熏陶，在游学过程中不忘收集民间验方，虚心请教方士医家，很快医术有成。

他坚守拯危救苦、济世利他的初心，不攀附豪权，不轻视贫民。

只要百姓需要他，哪怕路途遥远、天气恶劣，他也会毅然前往，有时甚至不收诊金，慷慨赠送药品。民众十分感谢和爱戴他，将他称作"医圣""仙医"。

然而，面对酷吏豪强和清朝统治者，傅青主则是另一种态度。他拒绝为高官诊病，坚决不入清廷为官，立志成为百姓之良医，尽管生活上穷困潦倒，内心却安然宁静。

傅青主医术高明，精通内、外、妇、儿各科，在妇科领域卓有创见。

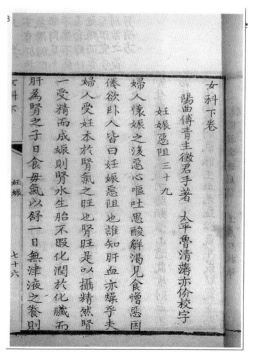

《傅青主女科》

有医学著作《傅青主女科》和《傅青主男科》。

《傅青主女科》共 2 卷，又附《产后编》2 卷，主要记录了他在女科病症上的诊治经验，是对后世影响最大的妇产科专著。全书论述妇产科病症百余种，收入方剂 162 首。语言朴实，内容丰富，理法方药条理清晰，颇受妇产科医家推崇。

书中强调"医理"的重要性，认为治病如行军，必须有纵观全局的"作战计划"，才能灵活应对病情病机的发展演变。

傅青主用药以补为主，无论月经带下、胎前产后，都以顾护精血为要诀。需要攻逐邪气时，他有意选用药性纯和者，很少见到大毒性烈之类。攻邪，却不能损伤"天然之气血"，这是调治妇科疾病的重要原则之一。

书中收录的成方药味精简，一般七至九味药，少则一两味足矣，庞则不过十六七味。小方却每每治愈大病，这是因为，傅青主能够从复杂的病症中抓取关键要素，从主要矛盾入手，分步化解。而另一方面，也是为患者的经济情况考虑。

在保证疗效的基础上，少用药、用常药，处处为患者着想，无一丝贪利恋财之心。他所创制的完带汤、易黄汤、两地汤、清肝止淋汤、养精种玉汤等，治法严谨，组方周到。该书一经问世即广为流传，至今仍是妇科临证中的必备。

《傅青主女科》继承了明清以前历代医家在妇产科学上的证治经验，并结合傅氏自己的临床见解，作为迄今为止中医妇科学领域最重要的参考书目，它的价值不言而喻。

几百年过去了，山西各地仍流传着傅山治病救人的佳话。这是一位始终保持着精诚之志的伟大医生，坚守着民族气节的顽强斗士，他的人格魅力始终不曾褪色。

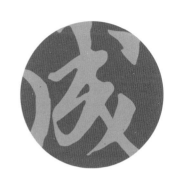

第七章　医学大成（下）

名满天下叶天士

他是温病学派的奠基人物，也是精通内科、外科、妇科、儿科的著名医家，史书称他"名满天下"，民间谓其"天医星下凡"，他就是"温病四大家"之一的叶天士。

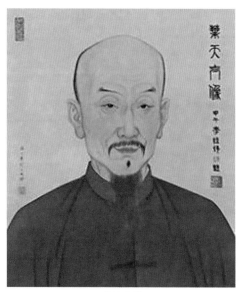

叶天士像

叶天士（1667—1746），名桂，天士为其字，号香岩，别号南阳先生，江苏吴县（今江苏苏州）人。祖籍安徽歙县。

叶家世代从医，祖父叶时对《伤寒论》有很深的研究，擅长儿科，在吴中地区非常有名。父亲叶朝采，精通医理，轻财好施，求治者络绎不绝。

叶天士自幼聪颖过人，读书过目不忘，深得父亲喜爱。他白天随师读经书，暮归跟父亲习岐黄。耳濡目染，从小就掌握了一定的医学知识。

不幸的是，叶天士14岁时，父亲突然去世。为继承家学，他便跟从父亲的门人朱某学医。他学习刻苦，一点就通，对于朱某讲授的内容，总是很快就能领悟，加上他勤奋好学、虚心求教，见解往往超出老师。

但他并不满足，从十八九岁后，他肩负行囊，四处寻访，先后拜师17人，汲取众人之长，后人称其"师门深广"。他刻苦钻研各家医术，融会贯通，成为医界骄子。他恭谦诚恳虚心求教的态度，也成为后世习医者效仿的典范。

叶天士壮年时已负盛名，名著朝野，被誉为"国医手"，上自达官显贵，下迄平民百姓，鲜有不知叶天士大名者。

曾有一个嘉兴的病人，卧床两个月，看了许多医生，也服用了柴胡、葛根之类的发散汤药，但都没有效果，于是来找叶天士诊病。他看过之后，在病人的药方中加入了厚朴一钱、老姜三钱，病人服用后排出宿便，服用两次后大汗淋漓，回到家后感觉全身畅快，确是神效。

叶天士一生忙于诊病，很少著书。著名的《温热论》，据说是他在游洞庭山时，向门人讲授，由门人顾景文记录整理而成的。此外，《临证指南医案》保存了叶氏大量的原始诊疗记录，由门人华岫云等整理编著而成。

叶天士的学术成就，突出体现在探索外感热病的辨治规律，以及研究某些内伤杂病的机制及治法两个方面。《温热论》是对治疗温热病的大量临证经验的高度概括和总结，对温病学的发展和成熟起到了巨大的推动作用。

叶天士在《伤寒论》的基础上，继承了历代医家治疗温热病的学术经验，阐述了温病的变化规律和治疗原则，创造性地提出了以卫气营血为纲的证治体系。这里的卫气营血，是代表温病的四个发展阶段，它标志着病邪的深浅、病势的缓急、病情的轻重以及治疗的方向等，是识别温病、治疗温病的纲领。

叶天士在内伤杂病的辨治方面深受李东垣的影响，对《脾胃论》推崇备至。他还阐述了脾胃分治的道理，认为脾和胃虽然都属于中焦，但功能是有区别的，一个喜燥，一个喜润，一个宜升，一个宜降，因此需要分开来治疗。他还创立了胃阴学说，喜欢用沙参、麦冬、石斛、扁豆、山药、粳米等益胃养阴之药。叶天士纠正了前人用治脾病的药来治胃病，且不辨阴阳的错误做法，补充发展了脾胃论。

叶天士医技精湛，医德高尚，一生影响了不少济世救人的名医，像吴瑭、章楠、王士雄等。《清史稿》称，"大江南北，言医辄以桂为宗，百余年来，私淑者众"。他的儿子叶奕章、叶龙章也都是著名医家，只不过被父亲的名声掩盖了。

叶天士不但把精湛的医术传授给了弟子，还非常重视对弟子医德的培养。他曾留下遗训："医可为而不可为，必天资敏悟，读万卷书，而后可以济世。不然，鲜有不杀人者，是以药饵为刀刃也。吾死，子孙慎勿轻言医！"他告诫后辈们一定要从自己的实际能力出发，不仅要博览群书，还要有天赋和悟性，不可肆意妄为，只有这样才可以凭借医术救治众生，否则，就是把药物当成害人的刀刃。

叶天士对温病学派的发展有很大贡献，他严谨的治学态度、精湛的医学技术和丰富的临证经验都是值得我们学习的。

博学儒雅薛生白

清代有位名人，不仅能诗善文，淹贯经史，而且还是位医家，曾两次被推荐到京城参加博学鸿词科考试，均辞而不就，他就是我国医学史上著名的温病大家薛雪。

薛雪，字生白，号一瓢，吴县（今江苏苏州）人。他多才多艺，早年拜在名儒叶燮门下，博览群书，娴熟诗文，精通经史，是当时颇具名望的饱学之士。但他不慕权贵，不求功名，豪放不羁，修洁自好。

因母亲患湿热病，薛雪致力于医学，他从研读《黄帝内经》开始，精究各种医学典籍，博采众家之长，边学习边实践，对于医理能够融会贯通，造诣渐深，用药出神入化，治病多有奇效。

有一位病人患痢十多年，其他医生都当作脾胃病来治疗，但效果不佳。薛雪切脉后发现病人脉细而数，诊断为肾伤，便开具熟地、当归身、补骨脂、五味子等补血补肾之品，病人服用十余剂后大为好转。

一位叫陆元宾的病人，患有劳伤吐血病证，饮食减少，日渐消瘦。薛雪让他准备一颗二两重的当归，打碎后酒水煎服，三剂后病愈。

薛雪与大才子袁枚交往密切，二人常在一起饮酒吟诗。有一次，袁枚的厨师王小余得了疫病，生命垂危，即将备棺入殓时，恰逢薛雪来访。时值晚上，他取出一枚药丸，用石菖蒲汁调和，让仆人撬开王小余的嘴巴后灌下，又嘱咐人盯着，说鸡鸣之时就会醒来，后果然如此。再服一剂后，病即痊愈。类似的医案数不胜数。

薛雪和叶桂都是江苏吴县人，都是当地名医，二人相差14岁。传说二人曾因学术观点产生分歧，便互相抨击和倾轧。《清史稿》记载薛雪"生平与桂不相能"。其原因是诊治一位更夫时，薛雪认为已经病入膏肓，治疗无望，而叶桂诊断之后认为可以治疗，并对其精心调治，更夫病愈后将此事告知众人，一时间流言沸腾，也因此导致二人"不相能"，甚至避路而行。巧的是，因叶桂的书房名为"踏雪斋"，薛雪所居名为"扫叶庄"，后人便将斋居名称与二人的矛盾联系起来，实属臆想。

在沈德潜《归愚文钞》中有《扫叶庄记》一文，介绍了薛雪居处"扫叶庄"一名的来由：一是因树木葱郁，落叶封径，薛生白常呼书童缚帚扫除地上落叶；另一个含义为常对某些著作进行评议，对有错误之处，像扫除落叶一样。

实际上，叶桂为人谦逊，在治病中，常请别的医生帮忙，遇上难以诊治的病，乐于倾听同道的意见。薛雪平素对叶桂的医术也是推崇备至，据《苏州府志·薛雪传》记载，薛雪每次见到叶桂的处方，都会大为赞赏。可见二人都有名医大家的胸襟，并无交恶之事。

传说一次叶桂的老母亲生了重病，高热不退，大便数日不行，而且出现了神昏谵语。叶桂明知是一个典型的阳明腑实证，应该用大承气汤，因其母年近八旬，恐体质不能耐受而不敢用药。薛雪得知后前来探望，看过之后，认为应用大承气汤，使叶桂下了决心，用药后很快转危为安。二人互相引为知己，成为中医界的一段佳话。

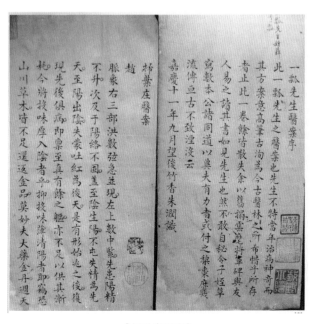

《扫叶庄医案》

薛雪之所以能列入温病四家，是因其所著《湿热条辨》。该书虽只一卷，但对湿热病的变化规律和辨证治疗有许多新的创见。他以条文的形式，对湿热病发病的机制、症候演变、审证要点、治疗原则和有关疾病的鉴别等各方面，做了详细、深刻的阐述，这些条文是薛雪亲自治疗并探索研究湿热病的心得。

薛雪学识广博，将医学与经学、易学等结合起来进行研究，认为医者若不熟知医药的根源，便不能成为良医。薛雪十分重视医学典籍的学习，对《内经》尤为推崇，认为这是"万古不磨之作"。他将学习《内经》的心得写成《医经原旨》六卷，同时对其中的一些内容提出了质疑，如认为《内经》是经过后人编纂的，需重新对其进行删减和注疏，这也是他创作《医经原旨》的本意所在，可见其严谨认真的治学态度。

薛雪认为："人须修到半个神仙身份，方可得名医二字。"他还认为，人患病就像树生虫，如果不知道病变部位就匆忙治疗，就会让树遍体鳞伤，非但不能去除虫子，反而会让树枯槁死去。

一径清风绕洄溪

苏州市吴江区京杭运河之畔有个凌益村，村旁有座墓，墓前石牌坊匾额上刻有"名世鸿儒"四字，两侧刻有两副墓主人自撰对联，其中一副云："满山芳草仙人药，一径清风处士坟。"一看就知道墓主人非同一般。他就是号称"杏林国手"的徐大椿。

徐大椿（1693—1772），一名大业，字灵胎，晚号洄溪老人，江苏吴江（今苏州市吴江区）人。他天赋异禀，聪慧过人，年少时研习儒业，博闻强识，对经文史籍、音律书画，以至于水利兵法，无所不通。

徐大椿中年时因家人屡屡重病，胞弟相继亡故，父亲亦卧床难起，感慨医学对亲属乃至苍生的重大意义，于是由儒入医。自取家中数十种医学书籍潜心研习，目不交睫，通宵达旦，反复揣摩其中医理，最终自学成才。

他从医五十年，批阅之书千余卷，泛览之书万余册，学博而通，著述甚丰。

如《难经经释》《伤寒类方》《医学源流论》《兰台轨范》《慎疾刍言》等。

《医贯砭》是徐大椿批判温补学派的代表作。该书逐字逐句评议明代医家赵献可的《医贯》，言辞激烈，观点鲜明，倡导辨证论治，推崇中医经典。

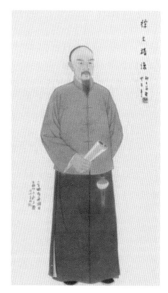

徐大椿像

虽然该书笔锋尖刻，但徐大椿从症状诊断疾病、推断病因的治疗大法，完全符合中医思维方式，对当时医学界滥用温养补虚的流弊起到了警示作用，具有深刻的临床指导意义。

他曾治一人中风。病人形体肥胖，突然昏倒，喉中痰鸣，小便失禁。其他医生说，这是脱证，已经煎好了大补之药。家属心中谨慎，再请徐大椿诊治。

徐大椿见病人口齿紧闭，双拳固握，面赤气粗，最重要的是脉象洪大有力，分明是痰火内闭，再服温补之药，必死无疑。

他当即用小续命汤去桂枝、附子，加大黄。担心病家不敢用大黄，特意说："这一小撮是我家祖传秘药，缺了这个，恐怕不能痊愈。"

家属谨遵嘱托，病人服药 5 剂后，神志逐渐复苏，又调治了一个月，语言、活动都恢复了正常。

需要明确的是，徐大椿并非否定温补一法，而是反对不加辨证地盲目温补。

毛履和是徐大椿的好友，有一年夏天，毛履和的儿子中暑昏迷，身上滚烫，大汗不止。医生判断是热证，要用寒凉的药物。

徐大椿前来看望，发现孩子脉搏微弱，手足发冷，是阳气衰微的表现，急忙说："这时候不能再用凉药了，快取人参附子来！"

毛履和听后有些犹豫："医生说是受了暑热之气，是温病，还能用热药吗？"徐大椿争辩道："这是温病不错，但温病也会变呐！出了这么多汗，已经伤到阳气了，怎么能再按常规病症治疗呢？"

见毛履和仍旧半信半疑，徐大椿一把抓起他的衣服，怒目圆睁："咱们是朋友啊，如果没有十足把握的话，我会让你随便用药？要是孩子吃我的方不好，你把我的命拿去就是！"毛履和忙道："你别急。我信你，这就去拿药。"

结果一服之后，汗就止住了，四肢也逐渐温暖。徐大椿调换了方药，用了不到10天的时间，就治愈了。

79岁这一年，乾隆皇帝召徐大椿进京，他自感时日无多，扶棺而至。到达京城后的一个雪天，他对儿子与友人说："我命数已尽，但蒙圣上信任，忠义二字不可违，故不惜残命，冒死进京。不过，我是无法再觐见圣上了，就此与各位告别吧！"

这一夜，他神态安详，谈笑而逝。生前为自己留下"满山芳草仙人药，一径清风处士坟"的墓碑对联，这也是他一生的真实写照。

纲目拾遗赵学敏

《本草纲目》是大家耳熟能详的本草著作，达到了中国古代本草的巅峰。但从《本草纲目》写成后200多年间，药物又有了新发展和变化。于是有人花了40年时间，对《本草纲目》面世之后的药物进行了拾遗补缺，写成了《本草纲目拾遗》，他就是清代著名药学家赵学敏。

赵学敏（约1719—1805），字恕轩，号依吉，钱塘（今浙江杭州）人。他的父亲做过盐场总管，后来担任过福建永春县司马和尤溪县知县。晚年得二子，长子赵学敏，次子赵学楷。

父亲对两个儿子的前途做过这样的打算：长子继承父业，攻读经书，走科举之路；次子习医，悬壶济世。赵学敏从小酷爱读书，对天文、历法、园艺、术数、方技、医药、卜算等十分喜欢，学起来常常废寝忘食，人称"书癖"。每当学到"意有所得"时，赵学敏就动笔摘录，经过多年积攒，他的读书札记有"累累几千卷"之多。

若白天学习时间不够，赵学敏便挑灯夜读。为了逃避父亲责罚，他特地制作了一盏油灯，夜间藏在帷帐中读书，日久天长，煤烟把帷帐都熏黑了，他的眼睛也几近失明。赵学敏利用所学的医学知识，为自己治病，使得他对眼疾的治疗有了切身体会，后来他写下了一本眼科专著《囊露集》。赵学敏对此书甚为得意，认为可以超过前人所有的眼科书，只可惜这本书没有流传下来。

为了让兄弟俩有个更好的学习环境，尤其让次子能够很好地学医，赵学敏的父亲在"养素园"中收藏了许多医书，又专门开辟一块土地作为药圃，兄弟俩终年吃住在园中，接受儒学和医学教育。闲暇时，他与弟弟就以默写"针灸铜人图"作为游戏。赵学敏对药物非常有研究，他曾将许多草药引种进"养素园"，观察药物的生长过程，他还不满足于此，常常到民间去访亲问友，向仆人、老妪、农人等请教，80岁高龄时仍乐此不疲。

在父亲的教导下，赵学敏曾中过岁贡生，按照他的成绩，谋个一官半职并不难，但他更钟情于医药，于是弃文学医，并在医学道路上留下了足迹。

赵学敏的一生有两个成就不容忽视，一是编著了《本草纲目拾遗》，二是让走方医的治病方法得以流传。

继李时珍之后，赵学敏又一次总结了我国的药学成就，著成《本草纲目拾遗》。全书载药921种，其中有716种是《本草纲目》不曾记载的，如冬虫夏草、藏红花、胖大海等现在常用的药物，以及一些外来药。书中还对《本草纲目》的部分错误内容进行了纠正，如《本草纲目》说铅粉无毒，赵学敏在书中举例说明有妇人服用后手足青暗而死，说明铅粉是有毒的。

赵学敏在书中还记录了一些民间的发明创造。如通过"人工复合栽培"来获得药物的方法。他取一枚水萝卜，钻7个孔，放入7粒巴豆，种到土里，等到结子后，取萝卜籽种下，在长成的萝卜中再嵌入巴豆，如此反复三次，到第四次萝卜开花时，连根拔起，阴干，储藏起来，用来治疗程度较重的臌胀。这种萝卜叫"三生萝卜"。

《本草纲目拾遗》历经40余年撰成，倾注了赵学敏毕生心血。他常年深入民间调查学习，并对这些经验进行验证，使得该书所收资料翔实可靠，成为继《本草纲目》之后颇有影响的本草学专著。

走方医亦称"铃医"或"草泽医"，指过去游走江湖的民间医生。他们手

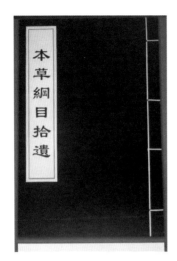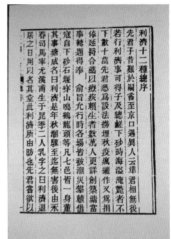

《本草纲目拾遗》书影

摇串铃，身负药囊，不论严寒酷暑，常年奔走于村市街巷，为底层民众诊疾疗伤。串铃，是铃医的身份象征。形如环盂而中空，内置弹丸，外铸趋吉避凶的图案。小可绕指，大可拿捏，周转摇动时丁零传响，起到招揽病家的作用。药囊是铃医的另一重要家当，或是身后的布袋，或是肩上的竹箱，有一定的神秘性，他们所用方药被称作"祖传秘方"。

赵学敏发现，民间蕴藏的这些知识和经验都没有得到重视。肩背药箱、游乡串户的民间医生被视为"小道"，多数医家在著书立说时，都不记载铃医的经验。于是赵学敏广泛收集整理民间医生的秘方验方，将之汇编成书，让这些秘验世代流传下去。赵学敏家乡有一个很有名望的铃医，叫赵柏云，是赵学敏的同族人，他将多年行医经验传授给赵学敏。在此基础上，赵学敏删繁就简，再加上自己的经验，著成《串雅》，让串铃医术"从雅"，让民间医药登上"大雅之堂"。

书中记载了许多民间验方，如用五倍子研末填脐中治疗盗汗，用荸荠汁滴眼治疗红眼病，用吴茱萸研末醋调贴脚心（涌泉穴）治疗咽喉疼等，有些单方目前仍在临床上使用。

赵学敏医德高尚，他认为"医本期于济世"，"不必存贪得之心"。他勇于革新，系统整理民间防病治病的经验。他坚持不懈，总结明清以来的药物学发展成就，为我国药物史翻开崭新一页。

御纂医书成金鉴

清代乾隆年间，太医院编写过一套影响至今的大型医学丛书，叫作《医宗金鉴》。领衔编写该书的是太医院御医吴谦和刘裕铎。

吴谦，字六吉，安徽歙县人，清雍正、乾隆年间名医，精研张仲景《伤寒论》《金匮要略》，颇多心得。曾任太医院御医，侍奉内廷。后奉旨编纂《医宗金鉴》，书成后晋升为太医院右院判。

刘裕铎，字辅仁，回族，北京人。他的一生颇具传奇色彩，曾任雍正朝太医院吏目、御医，因医术高明，曾被雍正帝誉为"京城第一好医官"。

后来，刘裕铎被卷入王位争夺的是非中，雍正帝怀疑他与八王胤禩关系密切，斥责他"包藏贼性"，并下旨将刘裕铎革职，并想除掉他，办法是让他诊治一些疑难重疾，倘若数人当中有一个治不好，就将他正法。

不承想，经刘裕铎诊治的重病患者，全都痊愈，他们向雍正帝上奏，病已痊愈，旧患悉除。这时，山东巡抚岳浚为刘裕铎请旨回京，但雍正帝前嫌未释，反倒朱批将刘裕铎流放新疆边防军营。

在新疆，刘裕铎为边防士兵诊治疾病，颇多佳绩，虽然流放 3 年已经期满，请准回京的奏折也多次上报，但雍正帝始终未同意。

直至乾隆时，刘裕铎在军营服役 5 年后，始得回京，并受到朝廷重用。乾隆四年（1739），吴谦与刘裕铎上奏，请求批准编撰一套医学丛书，以供太医院诊疗与教学之用。这一请求很快得到了批准，于太医院内设"医书馆"，并任命二人为总纂修官。

乾隆皇帝非常重视这套书的编写，专门选拔出精通医学、兼通文理之人组成编写队伍，分工完成纂修、校阅、誊录、收掌（收集保管稿件）等工作。为了保证编写质量，朝廷又将内府所藏医书与各地所献医书，集中于医书馆，方便查阅参考。历经 3 年努力，90 卷的《医宗金鉴》编成。

全书内容分"订正仲景全书""删补名医方论""四诊心法要诀""杂病

心法要诀"，以及妇科、儿科、外科、眼科、骨伤科、针灸科等各科心法要诀，是一部具有教科书性质的综合性医书。

该书取材适当，条理清楚，文字通俗，并附有许多插图，便于阅读和应用。将《伤寒论》和《金匮要略》放在最前面，而且所占篇幅较大，表明作者对仲景理论的重视。

从临床实用的角度看，该书反映了当时的流行病现状与医学发展特色，如重视小儿痘疹和种痘。这是因为在康熙、乾隆时期，天花对人类造成重大威胁，在政府的大力支持下，人痘接种术有了长足的进步。再比如说，正骨部分融合了蒙医的理论与手法，充分体现了汉、满正骨医学交流、融合的新成果。

该书编成后，乾隆皇帝十分满意，钦定嘉名《医宗金鉴》，又称《御纂医宗金鉴》。1742年，以武英殿聚珍本与尊经阁刻本印行，在全国推广。1749年被定为太医院医学教育的教科书，成为考试医师的标准。该书刊行200多年来，一直为初学中医者必读之书，影响深远。

由于该书编撰成绩突出，清廷为表彰有功人员，除给予提级升职、奖

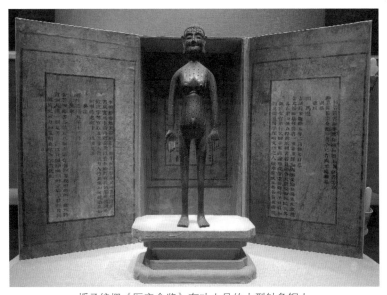

授予编撰《医宗金鉴》有功人员的小型针灸铜人

原书一部外，还批准铸造小型针灸铜人作为奖品授予有功之人。

妙悟岐黄玉楸子

清乾隆十五年（1750）四月，皇帝染疾，御医久治而无功。束手无策之际，有人举荐山东来京的一位医生，结果很快就治好了。乾隆皇帝非常高兴，亲笔题写"妙悟岐黄"的匾额，还赐给他一副玉石做的象棋和楸木做的棋盘，并请他在太医院工作。

据传，当年乾隆帝为了试探他的医术，让宫女假扮自己，隔着幔帐进行诊脉。侍官询问：帝患何病？如何医治？他回答说：龙体凤脉，乃不治之症，恐不久于人世。于是，乾隆帝才放心让他诊治。虽是传说，倒也有趣。

这位高人是谁呢？他就是山东昌邑的黄元御。

黄元御（1705—1758），一名玉璐，字坤载，号研农。因得乾隆皇帝所赐玉棋楸盘，又号"玉楸子"。他不仅医术高明，而且在继承和发展中医学理论方面，对后世医家影响深远，被誉为"一代宗师"。

黄元御出身于世代簪缨的书香门第，自幼深受家学影响。少年时，父亲为他延请昌邑名儒于子遽为师，学习举业，遍览经史，希望他登科入仕，光耀门庭。黄元御也将"常欲奋志青云，以功名高天下"作为座右铭，希望效仿先祖黄福，做出一番轰轰烈烈的事业。

雍正二年（1724），弱冠之龄的黄元御考中邑庠生。雍正十二年（1734），黄元御30岁，因用功过度，突患眼疾，左目红涩，白睛如血，不得已延医就诊。而庸医误用针刺及大黄、黄连等寒泄之剂，最终致

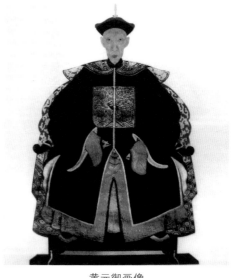

黄元御画像

脾阳亏虚，导致左目失明。

科举时代，五官不正是不准入仕的。遭此劫难，黄元御的仕进之路被彻底断送。哀痛之余，当地名医刘太吉劝他学医，黄元御而立之年发愤立志："生不为良相济世，亦当为良医济人"，从此弃儒从医。

黄元御凭着深厚的儒学功底，再加上刘太吉的认真传授，苦读历代中医典籍，数年奋斗，学有所成，开始悬壶济世。在行医过程中他不断总结经验，医术日益精进，医名大盛，时人将之与诸城名医臧枚吉并称"南臧北黄"。

黄元御学医，从研读张仲景的《伤寒论》入手，逐渐到《金匮要略》《黄帝内经》《难经》等中医典籍，他将黄帝、岐伯、扁鹊、张仲景四人奉为"医门四圣"。他认为"四圣"之外，历代名医持论多有偏失，因此愿尽毕生精力，对"四圣"之书，从源到流，重加考订，还其本来面目，使后世可以遵循。

经过数年努力，黄元御行医济世，著书立说。成名后，他曾南下游学，足迹遍历江苏、浙江、湖南等地，一边著述，一边讲学，门生众多。

他在《四圣心源·序》中说，繁庶的事务使他没更多的时间完成著述，为荒废了这许多宝贵时光而自责惋惜。此后的日子里，他更是惜时如金，全身心地投入到著述中去。

黄元御从30多岁开始著书，约20年时间，完成著作达14种之多，包括医书11种。其中《伤寒悬解》《金匮悬解》《四圣悬枢》《四圣心源》《长沙药解》《伤寒说意》《素灵微蕴》《玉楸药解》等八种共七十四卷，俗称"黄氏医书八种"。就个人著作而言，无论数量还是水平，在医学史上都罕有可比。

乾隆二十三年（1758），黄元御在行医、著述过程中，因过度劳累，身体中虚，渐成重症，抱病回到故里，居于昌邑城南隅书斋。当年九月，溘然长逝。据说，乾隆皇帝得知黄元御过世的消息后深感痛惜，亲书"仁道药济"四个字缅怀其一生的医术与医德。

开蒙先驱陈念祖

《三字经》大家都比较熟悉："人之初，性本善；性相近，习相远……"那你知道《医学三字经》吗？

《医学三字经》是一部医学启蒙读物，仿照《三字经》的形式写成："医之始，本岐黄；《灵枢》作，《素问》详；《难经》出，更洋洋……"作者是"福建四大名医"之一的陈念祖。

陈念祖（1753–1823），字修园，一字长有，号慎修，福建长乐人，清代著名医学家。

陈修园父母早亡，自幼跟随祖父学习。祖父陈居廊博学而通医，既教以儒，又教以医，时或随祖父诊病。十九岁补诸生，除了继续习儒，又兼以医业，行医乡里。三十四岁曾到鳌峰书院读书，同时向山长孟超然求教医理。39岁，陈修园考中举人。当年他来到京师，欲功名再进，却未能如愿。后到泉州清源书院讲学，并拜名医蔡茗庄为师，深入学习医学。48岁有幸任保阳（今河北

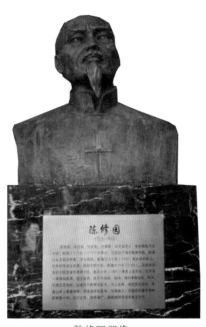

陈修园塑像

保定）知县，后转任磁州、枣强、威县，64岁时任直隶州知州，65岁任代理正定府知府，66岁告老还乡。陈修园做官近20年，为政清廉，政绩卓著。身在官位，仍念念不忘为人诊病。

乾隆年间，光禄寺卿伊朝栋患中风，神智昏迷，手足瘫痪，十多天未进饮食，京城名医束手无策。时值陈修园进京参加会试，便应邀出诊。

细致看诊之后，陈修园当即做出诊断，处以对证方药。原本命悬一线的伊朝栋，药后竟然神识复苏，并经过后续调理最终恢复了健康。一时之间，陈修园名扬京师，登门看诊的人络绎不绝。

嘉庆年间，陈修园任威县知县时，恰逢灾疫流行，时医不辨寒热，妄用攻补，民众因不能得到及时救治而病亡。陈修园悲叹医界忽视辨证、用药盲从的风气，亲身查验患者病情、总结疫病辨治特点，用歌诀韵语将108首方编著《时方歌括》一书，教授给当地医生，挽救了无数生命。

后来，直隶总督熊谦罹患痹症，上肢麻木，举动无力，多次延医诊治，效果都不明显。陈修园察症切脉之后，认为是营血不足导致肢体筋络失于濡养，应以大补气血为要。于是处以黄芪桂枝五物汤（《金匮要略》治疗肢体麻痹的名方），加用补养肝肾的药物，服用一剂之后，熊谦的病痛便大为减轻。

同为业医者，面对相同的病患，陈修园每每能药到病除，效如桴鼓，为何他人却一筹莫展呢？

这是因为陈修园推崇经典，强调辨证论治，遵古而不泥古，以不变之理应对临床多变之症。而一般的医生，往往只背诵几首成方，了解几个病症，马虎应付临床而已。没有对基础理论进行深入研究，不可能真正掌握中医。

辞官返乡之后，陈修园开办学堂，以行医讲学、著书立说为主，直至生命最后的时光，他仍坚持校订书稿、整理医籍。

陈修园著作丰厚，主要是医学开蒙读物，其次是研究经典的心得，如《医学三字经》《医学实在易》《长沙方歌括》《金匮方歌括》《伤寒论浅注》《金匮要略浅注》《神农本草经读》等。这些著作，文风朴实，通达易明，切合实用，对后世医学教育的发展产生了深远影响。

《景岳新方砭》是陈修园效仿徐大椿《医贯砭》所作，全书共4卷，以《伤寒论》《神农本草经》等经典医籍为旨，主张辨证论治，对张介宾自创的186首方剂从处方思路、主治病症、药物炮制等方面逐一评说。其书立论新颖融通，评述中肯切实，对针砭温补时弊有一定成效。

然而，陈修园并非对温补学派一概棒杀。他重视脾肾，反对寒凉滋阴，这些学术思想实则源于温补学派。《景岳新方砭》中对张介宾亦是有褒有贬，186首新方中有22首，被陈修园评论为超出常人见识。他极力反对温补，是为了纠正社会流弊，并非刻意针对某一医家。

　　陈修园是一位发皇古意、择善而从、坦陈己见的医家，在维护中医宗旨、鞭笞学界弊病、启蒙医学教育等多方面的贡献都毋庸置疑，他济世救人的诚心与严谨治学的真心，值得后辈中医人学习。

　　从金元到明清，主流学派几经更替，寒凉与温补，温补与反温补，中医流派之间的否定之否定，不应是我们怀疑中医的凭据，而是对时变、病变、治变规律的探索，这正是推动医学进步的动力。

具古识今吴鞠通

　　中医学史上素有"伤寒有仲景，温病有鞠通"的说法，这里的"鞠通"便是指清代著名医家吴瑭。

　　吴瑭（约 1758—1836），字鞠通，江苏淮阴人。他出身书香之家，家境并不富裕。父亲名守让，是乾隆年间的秀才，曾在当地教学，弟子很多。受父亲影响，吴瑭自幼"好古敏求，据理直言，性刚气傲"，一心攻读儒书，想走科举之路，图个功名。

　　然而在他 19 岁时，父亲卧病不起，多方医治无效而亡。随后，他的侄儿患喉痹，服用冰硼散、人参败毒散等无效而死。面对亲人离去，吴鞠通心中悲愤，他觉得父亲卧于病榻，而自己却没有丝毫办法，还有什么颜面立于天地之间呢？他为自己不懂医术，眼睁睁看着病魔夺走父亲的性命而感到难过，悔恨哀痛之余，他产生了学医的强烈愿望。

　　吴鞠通买来很多医书，在居丧期间苦读。不管是《内经》《难经》《伤

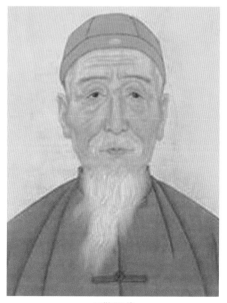

吴鞠通像

寒杂病论》等中医经典著作，还是宋元以来的诸家医书无所不览，很快在医学上有了认识。当他读到张仲景《伤寒论·自序》中描述有的医生一味追逐名利时，受到很大震动，他觉得如果当今之医也是如此追名逐利而忽视研究医学的话，会造成非常严重的后果，于是慨然放弃科举之路，专门从事医学研究。

吴鞠通 26 岁时进京，经同乡好友、礼部尚书汪廷珍举荐，得以检校《四库全书》，也因此获得了博览群书的机会。他见到了很多在家乡难以见到的医籍，如《温疫论》《温热论》《临证指南医案》等。当读到吴又可的《温疫论》时，他深感其论述宏阔有力，阐发了前人未曾论述的医学理论和思想，非常有创见。此后，又读到了叶天士有关温病的理论和诊治经验，他认为叶天士论述精湛，堪称大家。如此反复学习揣摩数年后，吴鞠通的理论日渐丰富，医术日益精进，但仍不敢轻易为人治病。

吴鞠通 36 岁时，京城疫病大流行，因庸医误治而导致的死亡人数很多。在友人的劝说下，他开始诊治患者，使十余个危重病人得以生存，从此名声大振。顾南雅赠帖赞曰："具古今识艺斯进，真世俗见功乃神。"

在这个过程中，吴鞠通信心大增。同时，他也感受到对于温病的医治，尚缺少正确的理论和方法，很多医生误用治疗伤寒的方法来治疗温病，导致了很多人的无辜死亡，于是广泛收集与外感热病有关的论述，下定决心阐述温病的正确诊治方法。

吴鞠通对叶天士非常推崇，同时他也认为叶氏的书中，多是记载了符合南方疾病的症状，且理论非常简化，虽然也有医案散在于书中，但读者常常忽略而不去深究。于是他在叶天士理论的基础上参古酌

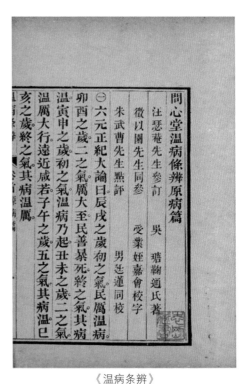

《温病条辨》

今，结合临证经验，历时 15 年，数易其稿，终于撰成了《温病条辨》一书，对温热病学说做了进一步的发挥，对于温热性疾病的治疗有很重要的指导作用，使得中医理论在外感病和热性病的治法方面得到了进一步的完善。

该书写成后，立即被广为传抄，在医学界引起轰动，深得当时医家的重视和推崇。嘉庆十八年（1813），吴鞠通的这部著作在汪廷珍的支持下，得以刊刻问世，并很快传到了日本，在国内外产生较大影响。他还著有《吴鞠通医案》《医医病书》等，这些著作在叶天士温病学理论的基础上做了丰富和提高，使温病学更加趋于完整和系统化。

吴鞠通在温病学方面的主要贡献是创立了"三焦辨证"学说，这是继叶天士所创的卫气营血学说后，在中医理论和辨证方法上的又一创举。

吴鞠通认为，学医之人应当具有博学的知识和深远的见识，他要求行医者不仅要有高深的理论和精湛的医术，还应具备高尚的医德，若只重视医术而不具备医德，那么就会成为跋扈之才。他曾经愤慨道，百姓何其无辜，若是"不死于病而死于医"，那么有医生不如无医生，若是学医之人技术不精，那么不如不学医。

吴鞠通是继叶天士、薛雪之后的温病学派重要代表人物，他以医为业，孜孜汲汲 40 多年，屡起沉疴重疾。他撰写的《温病条辨》，是温病学史上的一座里程碑，是一部不朽的著作，后世医家常将吴鞠通与医圣张仲景比肩而论。他提倡医生要具有广博的学识、精湛的医术和高尚的医德，堪称德艺兼备的医学大家。

大胆纠错王清任

嘉庆二年（1797），河北滦县小儿传染病流行，死亡的孩子很多。穷苦人家多用草席裹着小孩尸体，简单掩埋在义冢上。有一天，稻地镇的义冢上来了一个人，对尸体一一察看，尽管有些尸体已有腐臭味，但他看得很仔细。一连 10 天，他每天都来。

他是谁？为什么要来看这些尸体呢？

这人就是王清任，是一位医生，他来看尸体是为了了解人体解剖，纠正前人对身体描述的错误。

王清任（1768—1831），又名全任，字勋臣，直隶玉田（今属河北）人。

年少时家境尚好，考中武庠生。后来家里出钱给他捐了个"千总"的武官，是军队里级别较低的官职。

任职期间，王清任目睹了晚清官场的腐败，觉得自己空有一身武艺，到头来还得花钱才能买个小官，又不能为民谋福祉，这是刚直磊落的王清任所不愿意接受的。

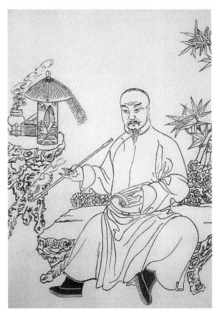

王清任画像

怀着"不为良相，愿为良医"的愿望，同时受祖上行医的影响，王清任毅然辞官习医，决心终身以医为业。这一年，王清任刚好 20 岁。他在家乡玉田开了一间药铺，取名"正中堂"，很快成为这一带的名医。但不久，刚正的性格让他卷入了一场是非当中。

嘉庆初年，官府把当地的"鸦鸿桥"改设为官桥，向来往的行人收取赋税，这就损害了百姓的利益。王清任对此极为不满，带领乡亲们据理力争，仗义执言，因此得罪了官府和豪绅，无奈之下背井离乡，出走京津一带行医。

王清任饱读医书，诊病既继承传统，又能有所创新，用药独到，治愈了不少疑难病症，很快名满京师。

《医林改错》记载，有两个人先后到他的医馆就诊：一个是 22 岁的女子，晚上睡觉时必须用一重物压在胸口上才能成眠，所以每夜要让仆妇坐在她身上；另一个是江西巡抚阿霖公，74 岁的老人，只能仰卧睡觉，袒露胸腹，但凡盖一层布就不能入睡。这两个病症看起来太奇怪了，而且截然相反。王清任却使用一种药方，前者服了三剂，后者用了五剂，最后都治好了。

这实际上是中医所说的"异病同治"，不一样的病，但因为病证性质相同，在治疗上也是相同的。王清任认为这两个怪病虽然表现相反，但都是因为血瘀引起，所以开了同样的活血化瘀的方子。在一般人看来，这真是不可思议的事情，一时间王清任名声大噪。

王清任读过许多医书，他发现古医书中对人体脏腑的记载存在许多问题。他渴望亲眼看到人体内脏的实际情况，可是在当时的背景下，这是件很困难的事情。

为了弄明白身体结构，他曾数次到刑场去观察死尸，调查访问亲眼见过人体内脏的人。他在滦县稻地镇观察小儿尸体，也是这个目的。那次，他一共观察了30多具尸体的内脏。

为了对照，他还做过动物解剖实验。如取两只动物，一只饮水，另一只不进饮食，然后做解剖对比，这在中国医学史上可谓是动物解剖的先驱，有人称他为中国动物解剖第一人。

经过40多年的潜心研究，王清任在去世的前一年，终于著成了《医林改错》。因其致力于人体解剖学，纠正古人在人体认识上的误解，订正古代解剖学中的讹谬，所以书名为"改错"。

《医林改错》分上下两卷，集中体现了王清任的学术贡献。

第一，在解剖方面的贡献。王清任认为通过解剖明确脏腑是非常重要的，曾说："著书不明脏腑，岂不是痴人说梦；治病不明脏腑，何异于盲子夜行。"

第二，对于气血的认识。他认为治病的关键在于气血，要使周身之气流通而不滞塞，血行畅达而不瘀滞。

王清任习武出身，文笔无法和其他医家相媲美。他的《医林改错》写得朴实无华，一无粉饰做作，直来直去。一些思想守旧的人对王清任进行了恶意攻击，诬蔑《医林改错》是"无知妄作"。而且，因为受当时客观条件的限制，王清任的学说，特别是对脏腑结构的论述，还存在着一些问题，后世也有人说是"越改越错"。

但是进步的医学家支持王清任的革新精神。他们把《医林改错》比作"清夜鸣钟，唤醒了沉睡的医界"。维新思想家梁启超在他的著作《中国近三百年学术史》中，对清代医学用"不具举"三字一笔带过，却唯独强调说，"唯有一人不可不提，那就是王清任，他无疑是中国医界极其大胆的革命者"。

《医林改错》的可贵之处，不仅在于他给后人提供了那些解剖学和医学知识，而且在于它不为旧说所羁绊，坚持从实践中去寻找新理论的革新精神。

明清外科分三派

明清时期，中医外科有了较大发展，形成了三大流派。外科三派的形成，极大地丰富了外科理论，他们强调求本论治，尤重内治之法，促进了外科辨治体系的革新。

外科三派不是相互对立的三家学说，而是一门同宗的三个支流。这三派以代表医家的著作命名，分别是正宗派、全生派和心得派。

正宗派的创始人是明代外科学家陈实功。陈实功（1555—1636），字毓仁，号若虚，东海通州（今江苏南通）人。年幼时体弱多病，幸得良医诊治，并获授医术。他后来专心研习医学，精于外科病症，临床实践40余年，治愈奇病重症无数，著有《外科正宗》一书，集中反映了他在外科上的辨治特色。

陈实功推崇内外并重的论治模式，开启了中医外科重手法技巧而不细究医理的治疗模式变革。

内治方面，正宗派以脏腑、经络、气血为辨证纲领，根据疮疡的分期治以消、托、补三法。消，是消散、消除之意，指在发病初期，用化瘀、发表、清里等攻法驱除尚未隆盛的邪气。托，即透毒外出、托毒外达，在疮疡中期脓成未溃，或排出不畅时，陈实功喜用补益中气的药物来扶正祛邪。补，则用于后期，脓溃而气血虚损时。

陈实功重视调理脾胃、培补元气，故主张以托、补二法为主，借助药力恢复、调动自身正气，从根本上将病邪排出体外。

在外治方面，他提出了"开户逐寇""使毒外出"的原则，即用针、刀等器具扩创引流，或者涂敷腐蚀性药物来清除坏死的组织，给邪气以出路。

　　此外，对于恶性肿瘤，陈实功提出了超出前人的创见。他强调早期诊断的重要性，详细描述了恶性肿瘤颈部淋巴结转移的病症特点，并将此病命名为"失荣"。他强调情志不畅为肿瘤的主要病因，提出内用补益之品扶正、外敷大毒之味攻邪的治疗方案，对现代临床有重要参考价值。

　　《外科正宗》无疑是外科学的经典著作，后世评价其"列证最详，论治最精"。正宗派的学术思想，在一定程度上启发了全生派和心得派的治疗思路。

　　全生派的创始人王洪绪，字维德，晚号林屋山人，江苏吴县人，清代外科医家，代表著作是《外科证治全生集》。

　　全生派注重阴阳辨证，认为阴阳是治病所求之本，将复杂的外科病症归纳总结为阴、阳两大类，作为辨证论治的主要依据。该学派指出痈为阳、疽为阴，色红者属阳、色白者为阴，突破了"痈疮皆是火"的常规观念。

　　对于阴证之疽，王洪绪认为，这一类疾病是由阴寒之气凝滞、气血不通所导致的，所以极力反对寒凉清火的治疗方法，主张温补气血，创制了

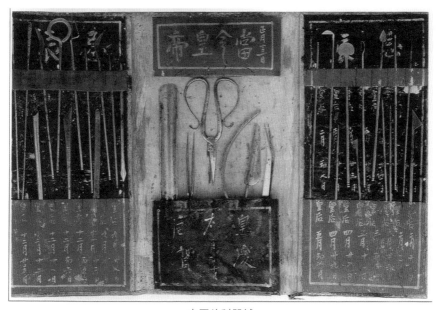

中医外科器械

阳和汤、犀角丸等方剂。

王洪绪提出"以消为贵""以托为畏"的著名观点，治疗皮肤脓肿时，力求疮疡消散吸收。据此创立了醒消丸、小金丹、梅花点舌丹等，大大减轻了病人的痛苦。

当时苏州诵芬堂药店主人雷允上，化裁王洪绪的梅花点舌丹，加工制成六神丸，治疗咽痛、耳肿、白喉等多种疾病，至今仍在使用。

全生派反对滥用刀针和腐蚀药。强调在痈疽初起之时，宜用内消法治疗。这样的观点在清代外科学领域有一定代表性，但偏于保守，受到了一些医家的反对。

心得派的代表人物高秉钧，字锦庭，江苏无锡人。清代医家，精通内、外、妇、儿各科，在外科领域的代表作是《疡科心得集》。

高秉钧秉承《黄帝内经》的医学思想，推崇"外科必本于内"的观点，擅长用内科的辨治理论、治疗大法来处理外科疾病，促进了外科内治体系的发展。

心得派强调辨证施治、治病求因的原则，习惯将病证合并讨论，相互对比鉴别，开阔思路。

高秉钧将温病学说与外科证治融会贯通，强调温病与疮疡在病因病机、治疗原则上的相同之处，论证思路别具一格。

他认为六淫邪气是外科疾病的主要病因。外来毒邪或从口鼻，或从肌肤，侵入营卫脏腑而致病。

他提出了"按部求因"的辨证方法。即按人体上、中、下三焦分部，疮疡类疾病发生在上部者（头面、颈项、上肢）多因风热风火，在中部者（胸、腹、腰、背）多为气郁气火，在下部者（臀、腿、胫、足）则是湿热湿火。

温病传变有卫气营血、上中下三焦的次序，外科疮疡也会随正邪交争在表里之间演进。据此，心得派创立"毒入五脏"和"三陷变局"学说，论述相应阶段的证候特征和治疗方法，具有鲜明的温病学特点。

以上种种心得派观点，皆立足于"求本论治"的宗旨，极大地促进了中医外科思辨体系的发展。

内治并不是单纯地内服药物，而是强调司外揣内的辨证思维。中医认为，病机是病症发展的核心要素，是治疗的关键。如果不论寒热虚实，笼统地套用外治方法，就会失去辨证论治的优势。

外科三派的形成，标志着外科治疗手段和辨证思路的进步，推动了中医外科论治体系的发展。受他们的影响，外科医师绝非只懂一技之长的工匠，而是全面掌握了中医理论的真正中医。

医学杂志刊吴中

18世纪末，江南手工制造业兴盛，繁荣的经济带动了文化发展，各家学术交相争鸣。医学方面的交流空前热烈，诸多名医集聚一堂，以医会友，相互切磋琢磨，共探医理之奥，共商疑难之治。

在这样的背景下，诞生了我国第一部医学杂志——《吴医汇讲》，是由清代医家唐大烈主编的。

唐大烈，字立三，号笠山，生活在清朝中期的江苏长洲（在今江苏苏州市），精通诗书文章，曾任监狱的典狱官，也是当时著名医家，临床经验丰富。

当时吴中地区名医辈出，学术氛围浓厚，他意识到医者不可故步自封，各家思想交流碰撞有益于医术精进，于是萌生了出版一部诸家医学文集的想法。

他公开征求文稿，倡导大家各抒己见，旨在提供一个沟通学习、开拓思路的平台。由于古代通信条件有限，征稿范围局限在江浙一带，这部医学文集也因此被命名为《吴医汇讲》。

唐大烈在第一卷文刊序言中声明，这部"讲集"长期接收稿件，不拘题材，不限卷数，强调文章的原创性，并且需要具备一定的学术价值。希望医道众人秉持一颗开放的心，分享自己的经验，聆听他人的见解，以此活跃学术气氛，带动医学进步。

为了保证文章质量，唐大烈设置了严谨的审稿环节。他与几位医家组成"编委会"，对寄来的文稿进行多次审阅；反复讨论文章本身价值，不论作者现有的声望；所有稿件都要经过层层筛选，择取其中优等者，对行文字句修改润色后，方能付梓刊行。

中医学发展到清代，流派众多，彼此之间难免存在分歧，而《吴医汇讲》主张兼收并蓄，不立门派之见，只要作者观点明确、论证合理，都可以暂且保留。这样包容的理念极大地促进了学术探讨，推动医学水平整体提高。

此外，这部著作集还有一个特点。每篇文章的标题之前，先列作者小传，包括姓名、字号、生卒年月、籍贯、代表著作、游历经验等信息。这一番简单的介绍，拉近了读者与作者的距离，保护了作者的"知识产权"，又为后世了解当时江南一带的医界状况，保存了丰富的文献史料。

这种公开征稿、审阅修编、合集出版、持续更新的形式，在当时是首创，初步具备现代期刊的雏形，是一个了不起的创举。

《吴医汇讲》没有形成固定的刊行时间，只要积累了足够的高质量文稿，就编订出版一卷。

《吴医汇讲》内容广博，涉及中医理法方药、德行操守多个方面，刊登

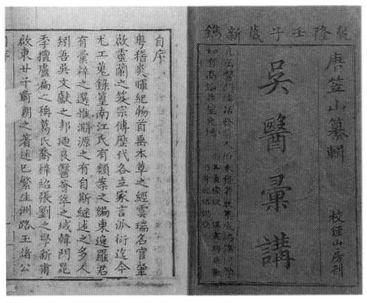

《吴医汇讲》创刊号

了诸多极有价值的文章，如叶天士的《温症论治》。这是著名温病大家叶天士最早发表的、讨论温热类病的专篇，反映了叶氏温病学的主要思想，包括温病感邪形式、传变规律、寒温相鉴、治疗大法、药物加减等内容。作为《温热论》的另一种传本，对文献校订工作有重要意义。

还有薛生白的《日讲杂记》。薛氏以轻松的笔调记录了自己与曾孙的8段对话，阐发了《易经》思想、运气理论、五行学说、妇科脉法等方面的内容，虽篇幅短小，却句句精练，由此亦能对薛氏的学术特色有所体悟。

此外，尚有解析本草方剂的随笔，倡导医德操守的论说，以及证治经验交流、古文考据见解、医籍阅读评论、医学基础歌诀等。为了增强书刊的可读性，唐大烈往往在每卷中收录一两篇医理精深的文章，同时穿插易于阅读的短篇小段，使得长短难易错落有致，既有值得深思的疑难论点，又有医学常识的普及推广，将这本"中医杂志"办得生动活泼，引人入胜，吸引了广大医学名士。

《吴医汇讲》作为学术交流的平台，成功地汇集了当时的热点问题。其中关于外感热病、烂喉丹痧、天花、水痘的讨论最多，反映了传染病流行的实情。书中收录的大部分文章，包括唐大烈自己发表的15篇在内，迄今为止对中医临床实践仍具有一定的指导意义。

清乾隆五十七年至嘉庆六年（1792—1801）的10年间，在唐大烈的主持下，《吴医汇讲》共刊印发行了11卷，包括41位作者的128篇文章（一说文章数目为94篇），直到唐大烈去世停刊。

外治之宗吴尚先

去上海中医药大学医史博物馆参观，游客会见到一幅人物画，画中一人端坐，上题"静观"两个大字，右上款题有"潜玉居士七十三岁小像"，下款署作"光绪四年十月自题于净心室"，此为清末吴尚先的自画像。

说起吴尚先，我们不得不先说说中医的治疗方法。中医的治病方法是多种多样的，大致可分为内治和外治两大类。内治法主要以口服药物为主，如汤药、冲剂、蜜丸、水丸等；外治法是指在体表施治的方法，除了大家熟悉的针刺、艾灸、按摩外，还有药物熏洗、汤熨、敷贴等。

中医的外治法起源很早，像砭石刺病早在石器时代就有了。《内经》用热酒烫桂心，制成药液外敷关节；《伤寒论》用火熏发汗治疗太阳表证，这些都是外治法的早期应用。

外治经验一直在不断积累，但真正的理论总结出现较晚。清代赵学敏在《串雅外编》中收载了丰富的外治方法，分为禁药门、起死门、保生门、奇药门、针法门、灸法门、熏法门、贴法门、蒸法门、洗法门、熨法门等共计28门，包括外治法约600条。其后，吴师机的《理瀹骈文》对外治法理论加以总结提升，将外治法推向了巅峰。

吴尚先（约1806—1886），字师机，晚年自署杖仙，别号潜玉居士，钱塘（今浙江杭州）人。

他在道光十四年（1834）考中举人，后来因患病未能参加京试，随父亲迁居江苏扬州，自此淡于功名而悉心从医。

太平天国时期，吴尚先居于江苏泰州乡间，因为战争，当时药物奇缺，于是他想到外治法。如果能够将外治法的治疗范围扩大，既能解决药物供

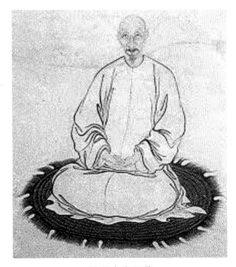

吴尚先自画像

应不足的困难，又能减少一些药物内服而引起的副作用，特别是对于那些"不肯服药""不能服药"的病人更为适合。

内服药物治病，是大家所熟知和公认的。那么外治法能够达到内治的疗效吗？又能治多少病呢？这是吴尚先必须思考的问题。

经过对中医理论的反复研究，吴尚先终于想明白了这个问题，提出"外治之理即内治之理；外治之药，亦即内治之药"的著名观点。认为外治与内治同出一源，医理、药性并无二致，只是落实到具体的操作方法上各有千

秋罢了。

外治法虽不经口，却是从体表孔窍而入，同样是以气相感，借助药性来恢复人体气血阴阳的平衡。吴尚先深谙此理，所以对外治法进行了理论升华。

他指出，外治法对疾病有更强的针对性，不需要迂曲绕道，可以直达病所，作用迅捷，中病即止，不留后患。

内服药要先经脾胃吸收运化，方能到达病位而起效。外治法避免了这一点，药物本身的偏性不易影响脾胃消化吸收功能，更便于医生把握。特别是那些本身就气血虚弱，服药后难以运化的病人，外治法更为合适。

对于病证复杂、难以确定内服方剂时，贸然用药，一旦失误就难以逆转。而先用外治法，即便出现过失也很容易发现并及时改正，不至于对人体造成重大损伤。所以，与内服药相较，外治法更安全，有独到的优势。

理论阐释虽然通畅，那临床上效果究竟如何呢？

吴尚先的外治法效果非常显著，每天来求诊的患者很多。临证 20 年，每个月接诊四五千人，一年五六万人，出膏 10 万余张。这些惊人的数量，足可为临证效果作证。

为了能够惠及更多人，吴尚先广泛吸取前人的外治经验，与自己的临证心得相互贯通，历经十数次修改，写成《外治医说》，该书采用"骈体文"，所以刊行时改名为《理瀹骈文》。

这部书在卷首先总论外治之法，正文分别论述了伤寒、中风、痹证等内、外、妇、儿、五官各科多种病证的外治方。治疗以膏药为主，又有嚏、坐、熨、抹等其他外治方法百余种，搜集外治方 1500 多首，是外治法的集大成之作。

在具体的治疗上，吴尚先把人体分为上、中、下三部分，指出：上焦的病证，把药研成细末，放置在鼻中取嚏发散是第一捷法；中焦的病证，将药切粗末炒香，用布包缚在脐上为第一捷法；下焦的病证，将药或研或炒，布包坐在身下为第一捷法。辨证、选药、组方的原则和方法都与内治法相通。

吴尚先的外治理论体系融合了《内经》的脏腑理论、《伤寒论》的六经辨证、温病学说的卫气营血和三焦辨证，借鉴了针灸、按摩、导引等理法，再加上自己的思考与创新，把外治法的优势发挥得淋漓尽致，所以后世赞誉吴师机为"外治之宗"。

一心活人王士雄

清道光十七年（1837）八九月间，杭州霍乱流行，人患病后上吐下泻，小腿抽筋、疼痛。有位姓沈的妇人半夜患病，虽然口渴难耐，但喝一口水就呕吐不止，并出现声音嘶哑，手脚发凉。天刚亮，患者的丈夫就去向一位叫王士雄的大夫求诊。这位王大夫为患者摸了脉，开了一剂蚕矢汤让病人服。这药还真神奇，病人喝了竟然没有吐。喝下药，王大夫又让人用白酒用力摩擦患者的小腿，经过大约一个时辰的治疗，患者小腿变软，不抽筋了，呕吐也慢慢止住了。到了傍晚，又让病人喝了半剂药，晚上就安稳地睡了一夜。后来，王士雄用上述办法治好了不少的霍乱病人。

这位医道高明的王士雄，是清代著名的温病学家，与叶桂、薛雪、吴瑭并称为"温病四大家"。

王士雄（1808—1867），字孟英。后世多称其字。出生时，他的曾祖王学权赐字"篯龙"。据传，彭祖姓篯，寄托了曾祖希望他能寿同彭祖的美好祝愿。

王孟英曾自号"半痴"。是因为他生活俭朴、不事科举、不善营生，对于病患竭心尽力，"痴心以赴"，别人都认为他"痴"；而王孟英却安贫乐道，"行吾之痴而乐吾余年"，又说自己对世间事无所沉迷，唯独沉溺于治病救人，是有"半点痴心"，所以自号"半痴"。

王孟英身处乱世，战事连绵，一生多次迁居避难。因感慨自己四处飘零、居无定所、随处而息，把居室题为"随息居"，自称"随息居士"；又自嘲别人视自己如野鹤闲云，自称"野云氏"。

王孟英出身医学世家，曾祖父王学权、祖父王国祥、父亲王升（赫沧）无不以医为业。

嘉庆二十四年（1819）春，王孟英的父亲赫沧公得了温病，腹泻、发热。当时的医生大多不懂得温病和伤寒有别，一味尊崇陶节庵的《伤寒六书》之法。看到病人腹泻，就用治伤寒泄泻的办法，开了柴胡、葛根等升提药。辨证错误，用药不当，自然不会有疗效。接着又认为是虚寒所致的"漏底"症，改用温补的办法。结果，王孟英父亲的病越来越重，以至于危殆。

　　这时，碶沧公的好友金履思推荐了浦上林医生。浦上林一诊之下，即断定为温病，用大剂量的犀角、石膏、双花、天花粉、鲜生地、麦冬等，显然这与当时的一般思路不同。其他亲友看到处方，都忐忑不安，不敢给病人服用。金履思却坚持按照浦上林的方法，为碶沧公频频灌药。这一次处方用药显然是对症的，病很快痊愈了。

　　当时王孟英只有 12 岁，亲眼看到了对父亲治疗的全过程，听到了浦上林先生对病情的分析，心里充满敬佩和向往。这件事对王孟英后来立志学医产生了重要影响。

　　道光元年（1821），王孟英的父亲病逝。父亲在弥留之际，百般牵挂，拉着儿子的手，谆谆嘱咐："人生在天地之间，一定要做到对世间有用，你如果能明白这个道理，我就死而无憾了。"殷切希望儿子能够有所成就。

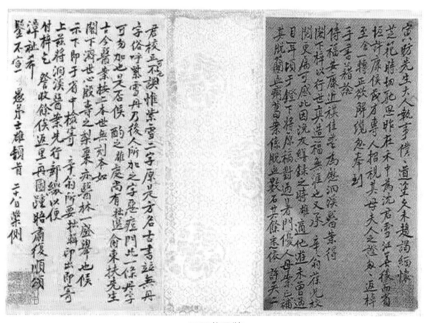

王孟英尺牍

王孟英在悲痛中，流着泪把父亲的遗言铭记于心，经过反复思考，决定不求功名，专心学医。

自此，王孟英一边为了生计，在婺州（今浙江省金华市）佐理盐务，一边在工作的闲暇潜心苦读。据说他晚上在帐内点灯读书，通宵达旦，后来帐顶熏得墨黑。这样的勤勉，使王孟英很快窥得医学的门径。

道光四年（1824），王孟英的上司、盐务主管周光远得了重病，形势危急，所有医生都认为是痧证。年仅17岁的王孟英悄悄地摸着周光远的手臂，为他诊脉，认为是脱证。

这两种观点是截然相反的！痧证是气机内闭的实证，要用开窍药；脱证是阳气欲脱的虚证，要回阳救逆。如果用错了，就会有生命危险。

人命关天，王孟英果断地说出了自己的判断。众人都因为王孟英年轻而讥笑他，但王孟英坚持己见，并说服病人和家属，最终按脱证治疗，周光远很快恢复了健康。经此一病，周光远对年轻的王孟英大为叹服，像亲兄弟一样对待他，逢人便赞扬他的医术，王孟英医名始振。

王孟英生活的年代，不仅战乱频繁，还经历了几次大型传染病的流行。霍乱流行之时，王孟英更是全力赴救，从预防到治疗都提出了重要见解。

道光年间，江浙一带霍乱流行，王孟英尽力施救，救活的人不计其数。他在道光十八年（1838）著成《霍乱论》，把自己的临床经验毫无保留地记录下来，为其他医生提供借鉴。

同治元年（1862）五月，王孟英到了上海，恰逢霍乱流行，他毫不犹豫地出手救治。然而，就在八月底，他的二女儿定宜在钱塘也患了霍乱，被医生误治，不幸病逝，年仅20岁。她临终时说："如果父亲在，我的病一定能治好。"

在巨大的悲痛中，王孟英把他的《霍乱论》重新修订增补，写成《随息居重订霍乱论》并雕版刊行，希望能使更多患霍乱的人获得生的机会。

王孟英一生中，以其精湛的医术救治了众多病人，他流传下来的800多个医案充分体现了这一点。在繁忙的诊务中，王孟英始终注重总结和积累，留下了很多著作，现在流传于世的有《温热经纬》《霍乱论》《归砚录》《随息居重订霍乱论》等。

人痘接种防天花

你知道人类消灭的第一种疾病是什么吗？是天花！

历史上，天花是一种危害极大、死亡率极高，给人类健康带来重大威胁的烈性传染病。因幸存的患者脸上常常留下麻点，所以人们称这种病为"天花"。

疾病研究学家曾经对世界上重大的传染病，按死亡率进行排序，居于首位的就是天花。

据史料记载，2000多年前的一场天花，在罗马肆虐了15年之久，它使城市废弃，田园荒芜，数百万人丧命。侥幸死里逃生的人们，不是眼睛失明就是面部严重变形。天花是古罗马文明覆灭的主要原因之一。

中世纪时，天花在世界各国流行，几乎10%的人因此毙命。

整个18世纪，欧洲死于天花的总人数在1.5亿以上；在亚洲，每年被天花吞噬的生命达80多万。

在20世纪里，天花夺走了大约3亿人的生命。

过去，民间有句俗语："生了孩子只一半，出了天花才算全。"可见天花的凶险，同时也道出了天花的特点：只要得过天花，那这个人以后就不会再得了。用今天的话来说，就是获得了终生免疫。

所以，人们就开始思考，能不能使人得轻度的天花，由此获得对这种可怕疾病的免疫呢？

中国人民很早就有与天花进行斗争的历史。经过漫长的实践和摸索，至明代，我国民间发明了人痘接种术来预防天花，就是用人工的方法使被接种者感染一次天花而获得终生免疫。最迟在16世纪，人痘接种术就已经在我国普及了。

据《张氏医通》及《医宗金鉴》等书记载，人痘接种术主要有四种方法：

一是痘衣法。取天花患儿贴身内衣，给健康未出痘的小儿穿两三天，使其感染天花病毒，以达到种痘的目的。一般在着衣9—11天时开始发热，为种痘已成。这种方法虽操作简单，但无法控制病情。有时候，用了痘衣法可能没有感染天花，也可能由此感染重度天花而危及生命。

二是浆苗法。在脓疱疹阶段，取疱疹中的浆液，用棉花蘸了塞入接种对象的鼻孔，以此引起发痘，达到预防接种的目的。但是脓疱疹处于疾病的发展阶段，病毒毒力较强，采用这种方法比较危险。

三是旱苗法。用脱落的痘痂，研成极细末，用银质的细管，对准鼻孔吹入。一般到第七天发热，表明种痘已成。痘痂处于天花的痊愈期，和浆苗相比，毒力大大下降，安全性提高了。这种方法简便易行，曾经在一个时期广泛应用，但向鼻腔吹入粉末时，会刺激鼻黏膜，引起喷嚏、流涕，容易冲去痘苗，会使成功率大打折扣。

四是水苗法。这种方法和旱苗法一样，选用脱落的痘痂。不同的是，将痘痂研成细末后，需用净水或人乳三五滴，调匀，再用新棉摊薄片，把痘苗裹起来，捏成枣核的样子，塞入鼻孔，6个时辰（12小时）后取出。通

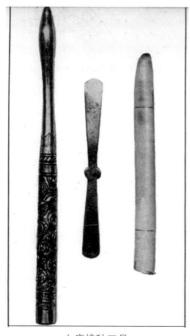

人痘接种工具

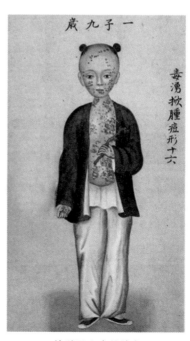

接种了人痘的幼童

常至 7 天发热见痘，为种痘成功。

以上四种方法相比较，痘衣法最为原始，浆苗法危险度较高，旱苗法成功率较低，水苗法则最为成熟。

接种是否能够成功，是否安全，最重要的就是"选苗"。

选苗要选"顺苗"。"顺苗"，是毒力缓和、不夹杂其他疾病的痘痂制成的痘苗。所出之痘具备红、润、尖、圆四个特征，对于没有把握的"苗"，宁可不用，也不能滥用。

更为安全的是"熟苗"。将"苗"连种七次，精加选炼，就成为"熟苗"。也就是说，以甲的痘痂做成"苗"，接种给乙，如果乙的发病过程十分顺畅，无兼夹病症，就以乙脱落的痘痂做苗——接种给丙，如果丙符合顺苗的标准，再以丙的痘痂为苗——接种给丁，以此类推，连种七次，就成为"熟苗"。

这实际上是现代制备疫苗的减毒过程，苗传种越久，安全性越高。有了熟苗，就可以用它递相接种，四季不断。

随着选苗、炼苗的技术日趋成熟，人痘接种术的成功率也日益提高。

清代种痘名家张琰在《种痘新书》中说，他在数十年中接种八九千人，因种痘死亡的有二三十个，死亡率大约在 0.25%。这在今天来看，依然是很恐怖的数据，但在当时，面对天花肆虐时 40% 甚至百分之八九十的死亡率来说，人痘接种术无疑是了不起的成就。

我国的人痘接种术发明以后，流传到日本、俄罗斯、朝鲜、土耳其、英国等地，为人类的健康做出了巨大贡献。

1796 年，英国琴纳在此基础上创立了更为安全的"牛痘接种术"。

1968 年，世界卫生组织制定了冻干疫苗的统一生产方法和标准，使天花疫苗可以在热带地区进行接种，而不至于失活。

1980 年，第 33 届世界卫生大会宣告，天花已被完全消灭。

天花在世界范围消灭后，全球就停止了天花疫苗的接种。这是人类历史上消灭的第一种疾病，我国的人痘接种术功不可没。

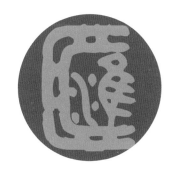

第八章

医汇中西

近代中国社会处在急剧变化之中。1840年鸦片战争后，中国大门被打开，西方的文化、科学技术和医学随之而至。西医学通过开办医院和诊所、创办医学校、吸引留学生、翻译西医书籍、出版西医刊物等方式，在我国立足生根，普及传播。

随着西医学的传入，我国出现了中、西两种医学并存的局面。"中医""西医"的称谓就是在这一背景下产生的。面对两种不同的医学、两种不同的思维方式，一些疑问必然产生：中医、西医哪个好？哪个科学？怎样看待中医和西医的关系？

当时，在西方科学观念的冲击下，医学界出现了几种截然不同的态度和主张：一是否定中医、推崇西医。认为中医是旧医，是玄虚的；西医是新医，是科学的。主张废除中医、推行西医。二是拒绝接受西医，认为西医学不适合中国，完全排斥。三是认识到中、西医各有所长，试图把二者结合、汇通，寻找一条中西医汇通的道路。这就形成了中西医汇通派。"中西医汇通"的探索，成为近代中医发展的重要特征。

　　"中西汇通"之名始于徐寿（1818—1884）的《医学论》，意为汇聚、沟通中西医学。近代最早进行这种尝试的是广东医家陈定泰及其孙陈珍阁。陈定泰生活于19世纪中期，他受王清任思想的影响，试图探究脏腑的真实面貌，提出应修正传统中医脏腑理论，于1844年著成《医谈传真》一书，收录解剖图16幅，是第一本引用西医解剖图的中医著作。陈珍阁继承了这一思想，于1886年赴新加坡"英国王家大医院"实地学习西医三年，1890年著成《医纲总枢》，对西医学的介绍更为详尽，并进行了针对西医疾病以中医分证论治的尝试。

　　洋务派代表李鸿章在为《万国药方》作序时说："倘学者合中西之说而会其通，以造于至精极微之境，与医学岂曰小补！"提出将中、西医之说结合的设想。

　　在中西医汇通派医家中，以唐容川、朱沛文、张锡纯、恽铁樵等最具代表性，学术影响力最为深远。

　　唐容川敏感地洞察到近代社会的变化，称之为"古今大变局"，提倡兼采中西，"损益乎古今""参酌于中外"，以求尽善尽美之医学。他指出中医长于气化、西医长于解剖，认为中西医原理一致，在坚守中医本位的同时，试图用西医来印证中医，具有鲜明的"以西证中"的倾向。

　　广东医家朱沛文认为，中西医学各有所长，各有所短。他称中医"精于穷理，拙于格物""信理太过，涉于虚"，西医"专于格物，而短于穷理""逐物太过，而或涉于固"，应采取"通其可通，存其互异"的态度，主张汇通时"各取其是，加以汇通""不能强合"。他被后世称为中西医汇通中的开明医家。

　　张锡纯的中西医汇通主张是"衷中参西"，汇通以中医为本。认为中医包括西医之理，从医理、临床各科病症以及治疗用药方面，大胆地引用西医理论，与中医互相印证。在临床上，张锡纯提出中西药物并用。他认为中药、西药不应相互抵触，而应相济而用。

　　恽铁樵指出，由于中西文化背景不同，医学基础各异，从而形成了两个不同的体系。他提出中医应该整理提高，发展进步，并吸取西医之长处，融会贯通产生新的医学："中医有演进之价值，必须吸取西医之长，与之合化产生新中医，是今后中医必循之轨道。"他主张立足中医，吸取新知。

　　除这四位医家外，还出现了不少中西医汇通的著作和论文，反映了这一时期医学发展的趋势。中西医汇通学派努力寻求中医药发展的新途径、新方法，他们借鉴西医，吸收新知，以求中医的发展进步。他们以沟通中西医学为目标，但受时代条件和科技水平等因素的制约，并未能真正完成这一任务，可谓是"汇而未通"。但他们在思想和方法上的探索至今仍有借鉴意义。

　　民国政府成立后多次制定了不利于中医的政策，如1912年的"漏列中医案"，北洋政府颁布新学制，其中完全没有提及中医药学，摒中医于教育系统之外；1929年的"废止中医案"，要求限期登记全国"旧医"、取缔中医学校、禁止传播中医等，试图灭绝中医，激起了中医界的强烈反抗。在中医有志之士的不断抗争下，1936年1月，国民政府颁布了《中医条例》（仍然存在歧视、排斥中医的内容），这是历史上第一部关于中医的国家专门法规，使中医有了一定的法律保障。中西医的存废之争，也使很多医家深入思考中医发展的道路，像施今墨先生就认识到复兴中医必须做好三项重点工作，即编书、办医院、开学校，并身体力行，创立了著名的华北国医学院，培养了一批优秀中医人才。

　　中医抗争运动使中医避免了被废止的命运，同时也推动着中医主动适应国家卫生行政和法制，纳入近现代式的医政管理，从而使中医事业能够继续发展。

第一位来华医疗传教士

1835 年的广州，商贾云集，洋行林立。有一天，一位洋人来到新豆栏街丰泰行租下了一栋三层小楼。经一番收拾整理，他在门口悬挂出"新豆栏医局"的招牌，并注明"免费赠医施药"。

医局开业的第一天，门口聚集了不少看客，但一整天无人入局。人们对这位金发碧眼的洋大夫既好奇又心存疑惑。

第二天，洋大夫看到一位衣衫褴褛、拄着拐杖的盲人妇女在医局门口徘徊。他赶快示意工作人员过去，一阵游说比画，半搀半拉地将妇女带进了医局。这是一位饱受眼病折磨却又无钱求医的贫苦妇女。她抱着姑且一试的心理，战战兢兢，来到了医局门口却又迟疑了。

洋大夫为她进行了细致的检查，发现她是因为沙眼没有及时治疗，导致结膜瘢痕收缩和睑板弯曲，使睑缘内翻，形成角膜溃疡。诊断明确后，洋大夫给她做了睑内翻矫正术，还给了她滴眼液。

不久，她发现困扰自己多年的眼病好了，不痛了，不烂了，看东西清楚了。她欣喜若狂，逢人便说："洋大夫治病不要钱，他治好了我的眼！"

洋大夫免费治疗眼病的消息很快传遍了广州城。当时的广州贫富分化严重，以潘、卢、伍、叶四大家族为主的粤商富可敌国，但大量的底层百姓却一贫如洗，他们食不果腹，衣不掩体，居处脏乱破旧。由于气候炎热多雨，环境脏乱，加之缺乏基本的卫生常识，导致沙眼、结膜炎之类的眼病流行。

消息传开后，一些眼病患者来到医局，得到了治疗。随着治愈病人的数量增多，医局的名声愈加增大，求诊的病人络绎不绝。根据相关资料记载，医局开诊后仅 17 天，前来求诊的人数就达到 240 位，其中还包括好几位衙门官员。人们记住了这位医术高明、和蔼可亲的洋大夫，还知道了他的名字——伯驾。

伯驾，1804 年出生于美国马萨诸塞州一个虔敬、纯朴的基督教农家。因家境贫困，少年时的伯驾边读书，边在农场劳作。礼拜日，父亲都会带全家人一起到教会做礼拜。

1827 年，伯驾考入宗教氛围浓厚的阿默斯特学院半工半读。三年后，他又考入耶鲁大学，修读解剖学、化学、植物学、地质学、天文学和哲学等课程。

受家庭的影响，伯驾在勤奋学习的同时，努力保持着基督徒生活。1831 年 4 月间，"美部会"（美国最早的海外传教团体）传教士安路福（Rufus Anderson）来耶鲁校园主领福音聚会，伯驾在他的感染下，坚定了做一名海外传教士的决心。他申请加入了美部会，听从美部会的安排重回耶鲁去深造，接受神学与医学的训练。

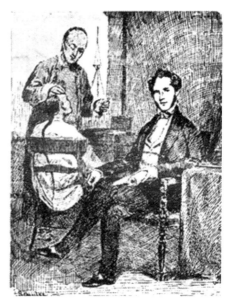

伯驾（右）

为了赶上一艘愿意免费带他到中国来的船，伯驾提前一年修完了医学课程，获得了医学博士学位及医师资格。1831 年 5 月被美国长老会任命为牧师；6 月 1 日又在纽约长老会教堂正式获任为传教士，三天后即接受美部会的派遣去中国广州，成为美国第一位来华的医疗传教士。他在广州创办的新豆栏眼科医局，是中国境内第一所西医医院。

伯驾最初主要救治眼病患者，看到他的医术高明，也有其他患者来到医局寻求治疗。据记载，他曾接诊过麻风病、象皮病、肿瘤等各科杂病的患者，尤其在外科方面，首次使用乙醚麻醉和氯仿麻醉，引入外科麻醉术，施行了中国第一次割除乳癌手术、白内障摘除手术、割除扁桃体手术。

伯驾在华行医十几年中，先后诊治过的病人约有 53000 人，其中上至封疆大吏，下到乞丐。两广总督林则徐也曾请他为鸦片烟客戒毒开药方，还请他为自己治疗疝气。

1838 年 2 月，来华的美国宣教士裨治文、郭雷枢和伯驾，以及商界人士在广州联合发起成立了"中国医药传道会"，郭雷枢被推为会长，伯驾为副会长。不久郭雷枢回英国长住，伯驾就成为实际的负责人。

在伯驾的积极推动下，自1842年开始，越来越多的医疗传教士陆续来华，尤其鸦片战争后，随着不平等条约的签订，传教士获得了随意到中国各地传教的自由，教会医院在各通商口岸甚至内地纷纷建立。至1890年前后已经有61家医院、44家药房、100多位医生（包括26位女医生）在华从事医疗宣教。

实际上，以伯驾为代表的医疗传教士在中国的首要任务是传播宗教，医学是作为联络人心的主要手段。教会医院的建立成为西医传入的重要基地，也为我国建立医院提供了示范。伯驾带动了晚清中国医学近代化的进程，参与了改变中国的历史潮流，开启了中国两种医学体系并存的历史局面，对后来的中医、中西医发展产生了重要影响。

擅治血证的唐宗海

咳血、吐血、便血等出血性疾病，中医通称"血证"。清末，我国出现了一位擅治血证的大家——唐宗海。

唐宗海（1847—1897），字容川，多以字称。四川彭县（今彭州）人。

祖上因擅长农耕而发达，但容川出生时家道中落，要靠母亲做女红补贴家用，资其读书。

容川天资聪颖，勤奋好学。先后师从李本生、王利堂习儒。两位老师学识渊博，治学严谨，对其倾囊相授。16岁时，容川考取了秀才。

容川的父亲唐瑞麟，体弱多病，为此容川深感忧虑。为人子者岂可不知医？于是，他开始留心医学。

1873年，父亲经常吐血、便血，

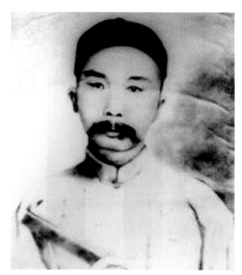

唐容川像

虽经多位大夫诊治,病情皆未见好转。他打听到乡里有位杨西山先生著有《失血大法》一书,便多次上门求阅。

容川根据书中的方法为父亲治疗,但依然未能挽救其父亲的生命。此后,他开始精心学习《黄帝内经》和《伤寒杂病论》等经典医籍。由于具有深厚的经学功底,他的医学理论飞速提升,为人诊病多有良效。四方乡邻常有人上门求治,疗效显著。

1879 年,他的妻子也患上了血证,经他精心调治得以康复。在为父亲和妻子治疗血证的十几年间,他积累了丰富的临床经验,为了弥补在血证研究上的缺陷,于 1884 年撰写了《血证论》,阐发了气血水火关系以及血证与脏腑、脉证死生、用药宜禁等问题,提倡止血、消瘀、宁血、补血四大治血证原则。

《血证论》是中医学史上有关血证的首创专著,一经发行便很快名闻三蜀。很多患者不远千里前来诊治疾病,很多学生前来拜访学习。唐容川建造了一幢房子专门给徒弟们讲学。他为人善良和蔼,经常减免穷人的医药费用。对于家境贫寒的学生,他免收学费还资助他们的生活。

有一年,总理衙门总办陈兰秋得了重病,邀请唐容川为其诊治。容川发现这人形体消瘦,肌若鱼鳞,胸胁疼痛不可名状,前阴缩小,右耳硬肿如石。他诊视后,诊断为肾系生痈连及胁膜,下连小腹。他声称治疗应该以治肾为主。

陈兰秋听后勃然大怒,说:"西医也说我的病在腰筋髓内,所以割治了三次,但不能止漏。无药可治。现在你的诊断与西医同,该不是也束手无策了?"唐容川说:"你出入各国衙门,常常接近西方人,就知道西法千古所无。其实并非这样,就拿你的病来说,西医只知道在腰内,但你的耳朵为什么发硬,前阴为什么收缩,大便为什么不下,他们肯定不知道。"陈兰秋点头称是。唐容川进一步解释说,肾开窍于前后二阴,现在肾系生了痈疮,所以前阴挛缩而大便秘结。因为三焦经绕耳,联通右肾,所以出现右耳硬肿。陈兰秋听后认可了他的观点,接受了唐容川的治疗方案,并得以痊愈。

唐容川系统学习了西医的解剖学、生理学等知识,对中西医的差异进行了深入的思考，他认为中西医各有所长，应古为今用，中西互通。他试图寻找中西医学之间汇通的途径，以求尽善尽美之医学体系。唐容川一生编撰了多部著作，主要有《血证论》《中西汇通医经精义》《金匮要略浅注补正》《伤寒论浅注补正》《本草问答》，合称"中西汇通医书五种"。这些著作当时曾远播印度和南洋等地。他成为中西医汇通派的创始人之一。

衷中参西的张锡纯

民国时期，曾有这样一个令人称奇的故事。

那是一个秋末冬初的清晨，年过五旬的生意人马朴臣准备出趟远门。因长期奔波劳累，身体每况愈下。但为了一家人的生计，他还是背起行囊出发了。行至途中，突然遭遇大风天气，他病倒在旅店。一开始腹部胀满，后来周身漫肿，又出现了哮喘。

同行之人打听到当地有位大夫医术高明，即刻请来为马朴臣诊治。大夫看过后，断定患者为风水病，给他开了一剂《伤寒论》的越婢汤，还另外让他送服了一粒白色的小药片。

吃完药后，他盖上被子躺下，不一会儿出了一身汗。很快感觉身上轻松了很多，周围的人都啧啧称奇。

这位令人称奇的医生就是张锡纯，那枚小小的药片就是从西方传来的新兴药物阿司匹林。

张锡纯 (1860—1933)，字寿甫，祖籍山东诸城，生于河北省盐山县。出身于"累世业儒"的书香世家，自幼修习儒学，33 岁时第二次参加秋试落第，之后遵父命改习医学，上至《黄帝内经》《伤寒论》，下至历代各家之

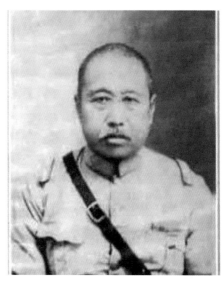

张锡纯像

说，无不披览，中医功底相当深厚。

民国元年（1911），张锡纯应德州驻军统领黄华轩的聘请，任军医正，时年 51 岁。民国七年（1918），沈阳开设了立达中医院，延请张锡纯担任院长，这家医院为历史上第一家中医医院。任院长期间，曾多次治愈日本医生诊为不治之症的重病，使西医界感到震惊。

张锡纯接触西方医学是在中年以后，在《医学衷中参西录》自叙中他讲述了对西医的了解、认识过程。他说自己在三十多岁才看到西医的书籍，一见之下，喜其讲解新异，认为观点多出于中医之外，颇为着迷。后来又经十余年，随着对医学研究日渐深入，临床经验日益丰富，才领悟到，西医看似新异的道理多包涵于中医之中。

对于中西医学的差异，张锡纯认为西医用药在局部，是重在病之标；中医用药求原因，是重在病之本。可贵的是，张锡纯并没有执着于二者长短的比较，他认为医学是以救人为宗旨的，作为一个医者，原不应当存有中西医的界限。他提倡中西医要互补长短，中医可以吸取西医在实验、器械、化学等方面的长处，同理，西医也要研究中医的气化理论，希望将中、西医完美地结合起来。

《医学衷中参西录》是张锡纯的代表作。此书本打算分期发表，但他只亲自手订完成了三期，四至七期分别为其子张荫潮与门人编印，第八期则为其孙张铭勋于新中国成立后编辑印行。全书包括方论、医论、药物、医案等，其中西汇通观点在书中有充分体现。

张锡纯在中西医汇通方面最突出的特点是中药与西药的配合使用，

他尤其擅用中药配合西药阿司匹林。阿司匹林又称乙酰水杨酸，1897年由德国化学家费利克斯·霍夫曼合成，主要用于解热镇痛，消炎，抗风湿，抗凝血。

张锡纯深入研究了阿司匹林的药效特点及适用症，并没有用西方的药理来解释这味药，而是按照中医理论进行阐发。他认为阿司匹林性凉能散，善退外感发热，在外感发热初期，服后可出凉汗，邪随汗泄而愈；阿司匹林也能退内伤疾病引起的发热，还可缓解急性关节肿痛，并适用于痘疹、麻疹、肠胃炎、肋膜炎等病症。他还指出，阿司匹林的发汗之力峻猛，临证一定要因时、因人、因地制宜。显然，这是以中医的眼光和观点来认识西药。

《医学衷中参西录》里记载着一首最著名的药方，叫做"石膏阿司匹林汤"。先用白蔗糖冲水，送服阿司匹林。再将石膏煎汤一大碗，待周身正出汗时，趁热将石膏汤饮下三分之二，以助阿司匹林发汗之力。迨至汗出之后，过两三点钟，犹觉有余热者，可将所有余下的石膏汤温服。若药服完，热犹未尽者，可但用生石膏煎汤，或少加粳米煎汤，少量多次温服，至热全退净为止。

张锡纯的中西药联合应用，并辟了中西医结合的新途径，对后世产生了重大影响。

弃文从医的恽铁樵

鲁迅一生写过大量小说，你知道他的第一篇小说写于何时，又是怎么发表的吗？

那是1913年，鲁迅写出了第一篇小说《怀旧》，署名"周逴"，寄给当时颇具影响的《小说月报》。报社大为欣赏，把文章安排在"卷首"发表，并加上评语，向社会推荐这篇小说。由此，中国文坛一代巨匠崭露头角。这位慧眼识才的伯乐就是主编恽树珏。

恽树珏（1878—1935），字铁樵，以字行，祖籍江苏省武进县（今常州市武进区）。他自幼孤苦，5岁丧父，11岁丧母，由同族亲戚抚养成人。虽身世凄苦，但他天赋异禀，又勤学苦读，16岁即考中秀才。

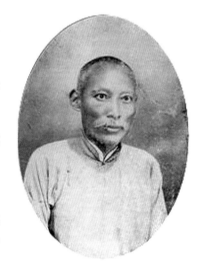

恽铁樵像

武进旧属吴中，当时医道兴盛，尤其武进的孟河一带，名家辈出，高手如云，素有"吴中名医甲天下，孟河名医冠吴中"之誉。

在这种浓厚的医学氛围的影响下，恽铁樵在修习儒学的同时，已涉猎了《温病条辨》等医学著作，粗通医道。

26岁，恽铁樵考入上海南洋公学攻读英文专业。经4年学习，他以优异成绩毕业，之后赴湖南长沙、上海浦东任中学教员。教学之余，以章回体文言文翻译了《豆蔻葩》《黑夜娘》《波痕夷因》等外国小说。因其译文独具风格，得到学界的高度评价。因此，1911年受邀出任商务印书馆编译，1912年任《小说月报》主编。"慧眼识鲁迅"一事便发生于此时。

正当恽铁樵的事业如日中天时，痛苦正一步步向他袭来。14岁的长子阿通因患伤寒，死于庸医之手。次年第二、三子也接连因伤寒夭折。痛定思痛，恽铁樵深深地感到"求人不如求己"，遂弃文从医，开始深入研读《伤寒论》，同时拜伤寒名家汪莲石先生为师。

跟师学习的第二年，他的第四子患病，发热恶寒，无汗而喘。请来的名医，开了豆豉、山栀、豆卷、桑叶、菊花、杏仁、连翘等药，几服药下去，喘热更加危重。恽铁樵彻夜不寐，思量再三，对夫人说："三个儿子都死于伤寒，今慧儿发病，医生又说无能为力。与其坐着等死，宁愿服药而亡。"

他大胆开了一剂麻黄汤，夫人立即配药煎煮。孩子服用一剂后肌肤湿润，喘逆稍缓；二剂后汗出热退，喘平而愈。

这次成功救治，恽铁樵更加信服伤寒经方，潜心钻研中医经典，之后常为亲友诊治，尤精于儿科。

一日，报社同事的孩子患伤寒阴证垂危，沪上名医治疗无效。恽铁樵用《伤寒论》的四逆汤一剂使其转危为安。病家感激万分，遂登报鸣谢，并说："小儿有病莫心焦，有病快请恽铁樵。"这话颇具广告效应，求治者日多一日，应接不暇。后来，恽铁樵于1920年辞职挂牌，开业行医。

恽铁樵博古通今，学贯中西，医儒兼通，对中西医学进行了系统深入的研究。他清醒地指出，中西医学是文化背景、思维模式、理论体系不同的学科，主张立足中医，吸取新知。面对当时中医受到的歧视与压制，他于1922年撰写了《群经见智录》，从方法论的高度阐释了中医理论，特别是脏象学说的奥秘，驳斥了当时对中医的攻击。

1925年恽铁樵与国学大师章太炎等共同创办了中国通函教授学社，后来改称恽铁樵函授中医学校，开启了近代中医函授教育的先河。1929年由于废止中医法案的出台，学校被迫停办。废止中医法案撤销后，恽铁樵又以"铁樵函授医学事务所"之名，于1933年复办函授教育，培育了像陆渊雷、章巨膺、顾雨时等一批具有创新思想的优秀人才，有力地推动了中医事业的发展。

中医生死保卫战

回望百年历史，中医发展曾几度面临生死存亡的考验。

1912年2月15日，袁世凯就任中华民国临时大总统，当时的政府打算模仿日本，全面推行西式教育，以中西医不能兼采为由，在新颁布的学制及各类学校条例中，只提倡西医专门学校而不涉及中医，完全把中医学排斥在医学教育系统之外。

这就是近代史上著名的"教育系统漏列中医案"。这项法令颁布后，引起社会的极大震动。1913年10月，19省市的中医团体派遣代表组成"医药救亡请愿团"准备奔赴北京请愿。

在请愿团临行前，上海神州医药总会会长余伯陶对上海代表叶晋叔说："这次赴京请愿，是我国医药界几千年从来没有过的事情，是挽救我国医药的一次重大的创举。它对今后医药前途关系很大，希望代表们以坚定的毅力、百折不挠的精神去达到保存中医药的目的。"请愿团成员李晋臣、徐相宸等人起草请愿书，标题是"恳请提倡中医中药准予另设中学医药专门学校以重民命而顺兴情事"。

请愿团到达北京后，设法见到了教育总长汪大燮，没想到他不接受请愿书，还直截了当地告知代表："余决意今后废去中医，不用中药，所谓立案一节，难以照准。"不久，江西当局率先颁布了取缔中医章程的三十二条，与汪南北遥相呼应，中医面临灭顶之灾。

请愿被拒的消息一出，舆论哗然。许多中医界人士撰文予以驳斥。各地中医药界纷纷举行抗议活动。在社会舆论的压力下，教育部于 1914 年 1 月 8 日批复了叶晋叔等人的请愿书，允诺废止取消中医的法案。1 月 16 日国务院正式复文，重申政府并没有废弃中医之意，答应就有关中医学校开办事项在各地立案，但对中医加入国家教育系统的请求并没有明确答复。

　　这是近代史上中医界的首次抗争请愿活动。经过一年多的抗争，请愿活动取得了显著成效，迫使政府收敛了对中医的打压，为其后中医教育的发展争取了宽松的环境。为了壮大中医队伍，一些有志之士组织创立了上海中医专门学校等一批早期中医教育机构。

　　1922 年 3 月，北洋政府内务部颁布了《管理医士暂行规则》，要求中医想获得开业资格，必须经各地警察厅考核及格，或在中医学校、中医传习所肄业三年以上。规则出台后，受到中医界的强烈反对，上海中医学会与中华医药联合会召开了 170 人参加的大会，参会人员一致认为审查医士资格应由医学会或各地资深的名医主持而不是警察厅，呼吁全市中医拒领执照，定期召开全国中医大会。大会之后，再次选派了代表赴南京请愿，要求内务部取消《管理医士暂行规则》。内务部最终迫于压力宣布暂缓实施。

　　1929 年 2 月，中央卫生委员会召开第一次会议。会上，委员余云岫和汪企张提交了《废止旧医，以扫除医事卫生之障碍案》。该案将中医称为旧医，全面否定中医的有效性，认为中医阻碍科学化进程，提出"旧医不除，民众

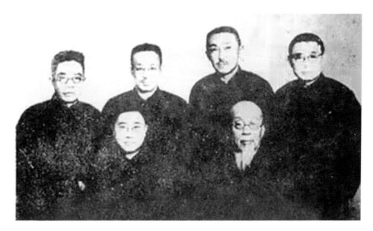

1929 年国民政府废止中医案晋京请愿代表团成员合影

思想一日不变，卫生行政不能进展"。提案还规定了 6 项消灭中医的具体办法。会议还在提案的基础上，出台了《旧医登记案原则》，不但使用了"旧医"这一名称，而且要求卫生部尽力相机进行。该案在中医界掀起滔天骇浪。

2 月 27 日，上海中医夏应堂等登报公开致电卫生部表示坚决反对，明确提出学术无所谓新旧，新的学术未必是真理，旧的学术未必是谬论。呼吁全国中医同志要同心协力，掀翻这个畸形的提案。不久，上海市中医协会召集全国医药团体在沪召开代表大会，各地中医团体积极响应。3 月 17 日，全国医药团体代表大会正式开幕，正式代表共有 262 人，分别代表 15 省共 132 个团体。大会高悬巨联一副，上联"提倡中医以防文化侵略"，下联"提倡中药以防经济侵略"。

会议期间，杭州市中药职工会提议："全国中医药团体之团结，与此次之全国代表大会，为空前未有之首举。……我中医药界同人，应以今日为纪念日，亦即'三一七'为我们今后永久之纪念日。"得到全场一致鼓掌通过，确定以每年的 3 月 17 日为全国医药大团结纪念日，即后来的"国医节"。3 月 19 日下午，全国医药团体代表大会举行闭幕式。3 月 20 日下午 2 时，新成立的全国医药团体总联合会召开了第一次执监委员会，公决并推定医界谢利恒、蒋文芳、陈存仁与药界随翰英、张梅庵共五位作为代表，张赞臣、岑志良二人为随团秘书，一行七人即日乘夜车晋京请愿。请愿团拟有请愿书两份，一份题目是"呈为请求排除中国医药发展之障碍，以提高国际上文化地位事"，递交到国民党第三次代表大会及国民政府行政院、各部等。另一份题目是"呈为请求明令却回废止中医之议案，并于下届卫生委员会加入中医，以维国本而定民心事"，呈送卫生部。

请愿活动引来了广泛的关注，也得到了部分社会政要与学者的支持。在强大的社会压力之下，卫生部连忙表态，"绝无废止中医之意云"。1929 年 3 月 24 日晚，卫生部部长薛笃弼设宴招待请愿团代表，明确地说中央卫生委员会的议案"不妥"，卫生部"并不执行"，声称："本部长对于行政方针，以中国国情为左右，对于中、西医并无歧视。"

然而，南京请愿活动并没有真正改变中医中药的命运，活动结束不久，声称支持中医的国民政府各部门陆续出台压制中医药的政令，对中医药的发展产生了极大的负面影响。

医之绳墨施今墨

1929年的暑天，国民党政要汪精卫的岳母患了痢疾，遍请城内西医，病情非但没有好转，反而有加重之势，不见转机。当时，恰逢因《废止旧医，以扫除医事卫生之障碍案》，全国各地的中医发起了晋京请愿活动。有人告诉汪精卫的夫人陈璧君，华北中医请愿团中的施今墨医术精湛。汪精卫、陈璧君都是"旧学"的反对者，万般无奈之下，打算请来一试。

施今墨来了之后，先为老人仔细把脉，仅凭脉象就将其症状说得丝毫不差，这使汪家人心服口服，频频点头称是。

当时在场的西医却不服气地说："阿米巴痢疾的病菌在肝脏，中医是不可能治好的。"施今墨并不生气，自信满满地说："我用行气调血之品，只要令堂能够安心服药，一诊可愈，不必复诊，保管两日之内痊愈。"

面对施今墨的"狂言妄语"，众人是又惊又疑。神奇的是，病人服药两剂，果如施今墨所言，病好了。

汪精卫被中医之神验折服，为施今墨题字送匾"美意延年"（出自《荀子·致士》："得众动天，美意延年。"）以表敬意，自此再也没有提议取消中医。

施今墨（1881—1969），原名毓黔，字奖生，祖籍浙江萧山（今杭州市萧山区）。年幼时，因母多病，立志学医。他的舅父——河南安阳名医李可亭——见其聪颖，因而在施今墨13岁时即教他学习中医。但

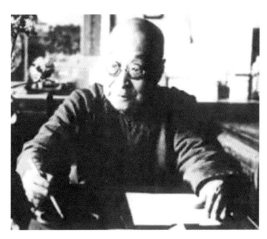

施今墨

施今墨的父亲认为仕途才是正道，施今墨 20 岁时遵父命进入山西大学堂学习，一年后转入山西法政学堂，毕业后保送京师法政学堂。后来追随黄兴先生，参加了辛亥革命。

他因厌倦官场争权夺利、尔虞我诈的风气，弃政从医。1921 年，他为自己更名为"今墨"，一是纪念诞生之地贵州，"今墨"同"黔"；二是表达自己效仿墨子的精神追求；三是寓意要成为当代医学绳墨。施今墨在法政学堂以及参加同盟会时，均经常为人诊病，已小有名气。挂牌行医不久，便誉满京师。施今墨遣方用药自成一格，处方配伍极有法度，尤其善用对药，其处方之华美常令中医药界的行家赞不绝口。

《废止旧医，以扫除医事卫生之障碍案》及请愿活动使他深切地感受到，复兴中医必须做好三项重点工作，即编书、办医院、开学校。编书为保存过去的经验，办医院为应用现代经验，开学校为推广未来经验。1931 年，他创立了著名的华北国医学院。这所新型的中医高等学府，培养出了一大批优秀中医人才，为风雨飘摇的中医界注入了活力，开创了中医教育发展的崭新时代。

1936 年国民政府颁布《中医条例》，规定了考核办法及立案手续。北京第一次考核时，当局挑选医术精湛、民间口碑好的医生负责，经过选拔，施今墨和肖龙友、孔伯华、汪逢春被举为主考官，负责出试题及阅卷。嗣后即有"北京四大名医"之说。这四位医家不仅医术高超，而且对近百年来中医界风云变幻的历史进程产生了举足轻重的影响。他们的人生道路，恰是一部中医百年兴衰史的缩影。

中华人民共和国成立后，施今墨十分关心医药卫生事业的发展，1954年 4 月周恩来总理接见时，他向周总理提出建议：成立中医科学研究院、中医医院、中医医学院，开展中西医结合事业，提高中医地位……在一次中医中药展览会上，施今墨献出了治胃溃疡、高血压等症的十大验方，其中"高血压速降丸""神经衰弱丸""感冒丹""气管炎丸"被制作成药，畅销海内外。后来，他又献出了上百个验方，均被国家收藏。

1969 年春天，施今墨病重，自知时日不多，先生专门赋诗一首："大恩不言报，大德不可忘。取信两君子，生死有余光。"叮嘱家人在他去世后呈送周总理。1969 年 8 月临终前，他一再叮嘱："我虽今后不能再看病，而我的这些经验，对人民是有用的，一定要整理出来，让它继续为人民服务。"1982 年由祝谌予、翟济生、施如瑜（施今墨之女）、施小墨（施今墨之子）修编的《施今墨临床经验集》终于出版，实现了先生"继续为人民服务"的遗愿。

此外，施今墨临终前嘱咐要将自己的遗体用于医学研究，他是我国第一位将遗体捐献给医学事业的老中医专家。

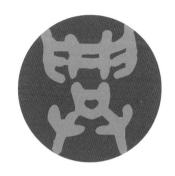

第九章
医道复兴

新中国成立之初，各项事业百废待兴，医疗卫生状况极为落后。人民的健康状况关系着国家的政治稳定和经济发展，民众贫病交加的状况使刚刚诞生的新中国面临严峻考验。在如此形势和情形下，党和政府英明地提出了卫生工作的四大方针——"面向工农兵""预防为主""团结中西医""卫生工作与群众运动相结合"，为我国中医及中西医结合工作指明了前进的方向。随着四大方针在全国的贯彻落实，新中国卫生事业稳步发展。尤其在教育和科研方面，取得了长足进步。

面对专业技术人员严重匮乏的状况，党和政府采取了一系列有效措施大力发展中医药教育。20世纪50年代初，全国各地普遍开办了中医进修学校和中医进修班，探索用现代教育方式培训中医药从业人员。这些举措不仅加强了对传统中医药师承教育的指导和管理，还将中医药师承教育纳入了国家统一管理的轨道。在此基础之上，逐渐建立了中医药院校教育体系，形成了以院校教育为主体，多层次、多类型协调发展的办学格局，从而实现了中医药人才培养的规模化、标准化和教育管理的规范化、制度化。

毛泽东主席亲自批示，"中国医药学是一个伟大的宝库，应当努力发掘，加以提高"，充分肯定了中医药学的重要地位，明确了中西医团结合作对于继承发扬中医药的重要性。从科学的发展规律出发认识中医药，从人民的实际需求出发应用中医药，"努力发掘"祖国医学遗产宝库成为中医界的共识。中医中药研究和事业发展纳入国家科学技术研究和规划，新中国建立初期，国家对中医药科研事业的布局为中医药科研发展、学科建设、人才培养夯实了基础。随着中医药科研工作的不断推进，产出了一大批卓著的研究成果。最具代表性的针刺麻醉，其神奇的作用在全世界掀起了针灸热，从而使得中医药开始走向了世界。

十年动乱期间，中医工作遭到了严重破坏。粉碎"四人帮"之后，卫生部采取了加强中医院校建设、整顿中医院等一系列举措，使中医药事业发展重回正轨。1978年，新中国第一次大规模、大范围地从民间选拔中医药人才，基层大量人才得以进入高层次中医科研、教学、临床机构，生活、工作条件得到很大改善，此举激发了广大中医从业人员的热情，也为高等中医院校输送了大量的人才。

中共十一届三中全会之后，卫生事业走上新的发展道路，中医院和高等中医药院校建设驶入发展快车道。1986年，国务院新增直属机构——国家中医管理局（两年后更名为国家中医药管理局）成立，这是中医药事业发展史上具有里程碑意义的事件，是中医管理的历史性转折，标志着中医药工作转入相对自立发展的新时期。其后各省、自治区、直辖市也相继成立中医药管理机构，为中医药事业发展提供了组织保障。

新中国成立以来，如何处理中西医关系始终是卫生管理工作的焦点问题，从团结中西医到中西医并重，党和政府一直高度重视中医药事业发展。1997年，《中共中央、国务院关于卫生改革与发展的决定》明确将"中西医并重"作为我国新时期卫生方针之一。这一方针让中医药焕发出前所未有的光彩与活力。2003年，《中华人民共和国中医药条例》公布施行，这是我国政府颁布的第一部专门的中医药行政法规，它将多年来党和国家对中医药工作的一系列方针、政策，通过行政法规的形式固定下来，对保障和规范中医药事业发展做出了全面的规定。

　　十八大以来，党和国家对中医药事业的历史成就与现实价值更是给予了高度肯定。2017年，《中华人民共和国中医药法》施行，这是一部具有里程碑意义的法律，它将发展中医药事业上升为国家意志。作为中华文明瑰宝的中医药迎来了天时、地利、人和的大好时机。新冠疫情暴发后，中西医结合、中西药并用，成为打赢疫情防控阻击战的中国方案。中医药早期介入赢得了先机，为争取全面胜利奠定了基础，再次证明了中医药在防治新发传染病方面的独特优势和价值。

中医进修学校

　　1956 年冬天，原本已僧去舍空的千年古刹灵岩寺突然热闹起来，一群操着不同乡音的人来到这里，打扫房间，整理环境，立灶支锅。很快就聚集了约 200 人，之后寺院里开始有了讲课声、读书声、讨论声……这就是山东省中医进修学校当年的情形。那个时期，如同灵岩寺的场景一样，在全国很多省份都可见到。当年，在全国各省市建立的中医进修学校，对我国中医事业发展产生过非常重要的影响。

　　新中国成立之初，我国卫生医疗设施简陋，专业技术人员匮乏，而且分布极不平衡。广大的基层农村严重缺医少药，甚至完全无医无药，医疗资源急需充实。当时的中医从业人员主要依靠祖传师授代代相传，长期处于"闭门不问天下事，治病卖药为衣食"的生活状态，绝大多数文化素质偏低，甚至有些只认草药而不识字。加之他们世代自由执业，不同程度地存在着保守、散漫的行业作风，甚至还有少数人带有浓重的巫医色彩。

　　面对这种状况，迫切需要对中医医疗行业及从业人员加以思想改造、规范管理，提高技术水平。于是，卫生管理部门期望通过短期培训或进修之后，能够提高从业人员为人民服务的思想和技术水平。

　　1950 年 3 月，全国第一所中医进修学校在北京建成，它的前身是京城名医施今墨创立的华北国医学院。1951 年之后，全国各地相继组织开办中医进修学校及中医进修班。培训对象是全国各地的开业中医师，从十几岁的少年到古稀老者，但大多数是三四十岁的年轻人。他们大多有数年的临床经验，文化水平参差不齐，有私塾、初小毕业、

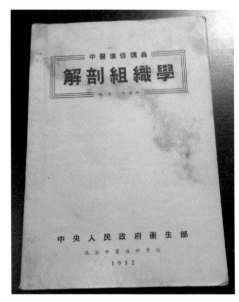

北京中医进修学校编写的讲义

大学毕业等不同情况，现代生物医学知识普遍欠缺。1950 年 8 月第一次全国卫生工作会议召开，会议酝酿形成了"团结中西医""中医科学化"的有关中医政策的两大主题。中医科学化主要是指中医医生的科学化，即对经考核合格准予执业的中医，通过"进修学校"，强化现代医学的学习，使其成为"科学医"。受此次会议的影响，学校开办不久，就暴露出较为严重的问题，进修工作一味地强调中医学习西医，忽视了中医自身学术的整理与发展，中医进修学校演变成了"改造中医的学校"。而且，部分西医教员由于不了解国家的中医政策，缺乏对中医历史成就与学术价值的正确认识，面对学员参差不齐的文化水平，在教学过程中缺乏耐心，甚至在教学过程中流露出了轻视、嘲讽中医的情绪。

至 1952 年 10 月，卫生部又出台了《医师、中医师、牙医师、药师考试暂行办法》，办法中明确规定中医师资格考试内容主体为"生理解剖学概要""细菌学概要""传染病概要"等西医内容。这一系列的问题严重地挫伤了中医的积极性，一部分中医对未来的发展丧失了信心，出现了悲观失望，想"转行"的念头；另有一部分资深中医从业者，对进修工作开始出现不满情绪。

1953 年，毛泽东主席发现了中医工作的错误，批评了卫生部的领导，并在 1954 年再次就中医工作做出指示，他说：中西医比较起来，中医有几千年的历史，而西医传入中国不过几十年，直到今天我国人民疾病诊疗依靠中医的仍占五万万以上，依靠西医的则仅数千万（而且多半在城市里）。因此，若就中国有史以来的卫生教育事业来说，中医的贡献与功劳是很大的。若干年来，祖国医学遗产不仅未被发扬，反而受到轻视与排斥，对中央关于团结中西医的指示未贯彻，中西医的真正团结还未解决，这是错误的，这个问题一定要解决，错误一定要纠正，首先各级卫生行政部门思想上要改变。

此后，卫生部调整了中医进修工作的指导思想，确立了以传授中医药学理论和医疗技术为主的办学方针，旨在提高中医业务水平。

从 1955 年起，全国中医进修学校和中医进修班彻底改变中医课程开设偏少的现象，并制定和编写了统一的教学计划、教学大纲和教材。许多中医师经过进修后，为中医学术的继承与发展做出了重要贡献。如首届国医大师张灿玾就是山东省中医进修学校的第一批学员，亲历了本篇文章开头所说的灵岩寺办学的历史过程。

1955 年开始办学招生的江苏省中医进修学校，更是谱写了现代中医人才培养的辉煌篇章，至今已评选的四批 120 名国医大师中有 12 名曾在此学习深造。

第一部中医教材

新中国成立初期，轻视、歧视和排斥中医药的现象又有所抬头，如实行公费医疗制度没有认真考虑中医的作用，吃中药不报销，大医院不吸收中医生参加工作；中华医学会不吸收中医会员；盲目取缔一些深受群众欢迎又确能治病的中成药；有人发表文章，公开声称中医是"封建医"，鼓吹随着封建社会的消灭，中医也应被消灭。毛泽东主席在调研过程中发现了这个问题，对此给予了严肃批评，责令卫生部及时纠正中医政策的错误。

1954 年 7 月，中共江苏省委统战部、江苏省人民政府卫生厅联合召开江苏省第一次中医座谈会。江苏省各市、县中医界知名人士和有中医学专长者共 67 人参加了会议。会议提议要积极筹办中医进修学校，成立江苏省中医学术研究筹备委员会。会议选举江苏省卫生厅厅长吕炳奎为主任委员，承淡安、叶橘泉、邹云翔为副主任委员。1955 年 3 月，江苏省中医进修学校第一期中医进修班开学。

此时，卫生部已经调整了中医进修工作的指导思想，确立了以传授中医药学理论和医疗技术为主的办学方针。由于前期各地中

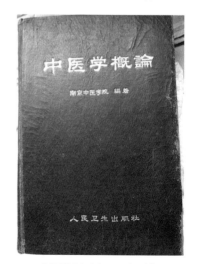

中医教材《中医学概论》

医进修学校多以西医课程为主，所以全国还找不到一本符合高层次中医教育要求的正规教材，只能采用任课老师编写的临时讲义。编写适合中医高层次教育教材成为当时迫在眉睫的工作。鉴于这种情况，当时的校领导开始策划并组织专家编写教材。江苏省卫生厅厅长吕炳奎对此十分关心，多次询问教材编写情况。后来他调任卫生部中医司司长，仍然推动江苏省中医进修学校的教材工作。之后卫生部为了解决各地西医学习中医、各医学院校增加中医课程以及中医带徒弟、中医学习的需要，特指定江苏省中医进修学校编写一部集理法方药为一体的综合性教材——《中医学概论》。

2004 年出版的南京中医药大学校庆纪念文集《山高水长》中有一篇文章这样描述教材的编写过程："当时学校抽调了在校的教师、学员近百人，其中 30 人写书，60 人誊抄，另有学员统稿。后经专家审阅、反复修改，1958 年初交人民卫生出版社。"

该书的统稿人之一、已故国医大师王绵之曾追忆当时的情景。他说，隆冬时节，我们挑灯夜战撰写书稿时，由崑副校长亲自为我们生炉取暖，递茶送水。晚上 9 点钟，还指示炊事长送来热气腾腾的宵夜。

经过全体人员的艰苦努力，1958 年 10 月，《中医学概论》正式出版。全书分上、中、下三篇。上篇包括中医学术的基本理论和医疗原则；中篇包括中医临床各科的概要，分妇、儿、外、肺、喉、针灸、按摩、护理等章；下篇叙述内经、伤寒、金匮、温病学说等内容。教材出版后，得了学界广泛的好评，第一版就发行了 10 万册，产生了非常大的社会反响。部分省市在中医进修学校中专门开设了《中医学概论》学习班。

《中医学概论》从理论到实践，从临床到经典，已经勾勒出了中医学的全貌，为读者指明了学习中医的正确方向，开中医教材编写之先河。

西医学中医

2017 年 7 月 1 日，备受关注的我国首部中医药专门法律——《中华人民共和国中医药法》正式实施，中国首次从法律层面明确中医药的重要地位。

中医医师执业彻底告别"无法可依"的时代。国务院发文表示，要"建立完善西医学习中医制度"，明确"西医学中医"要成制度化。"西医学中医"再次成为万众瞩目的焦点，引发了人们对这一历史现象前世今生的追溯。

新中国成立后，人们盼望着能够结束持续了近百年的中西医论争。1950 年卫生部组织召开全国卫生工作会议，其间举行了中医座谈会，大会还邀请了国民政府时期《废止中医案》的提出者余云岫先生参会，会议形成了中医政策的两大主题"团结中西医""中医科学化"。这次所谓的"中医科学化"，其实质是以"中医是封建医"为前提，对中医进行全面的"科学化"改造。1951 年之后卫生部出台了系列的中医相关管理条例在全国施行，尤其是 1952 年 10 月颁布的《医师、中医师、牙医师、药师考试暂行办法》中明确规定中医师资格考试内容主体为"生理解剖学概要""细菌学概要""传染病概要"等西医内容。据原卫生部中医司司长田景福回忆说："如果在西医的基础课考试不合格，没过关，给你半年时间，你再补习，第二次再考试不合格，取消你行医资格。"大批从业多年的中医师因为西医课程不合格成了非法行医者要被取消行医资格。

1953 年前后，毛泽东主席了解到这些情况后，责令中央文化教育委员会对卫生部工作进行检查，并严厉批评了卫生部一位副部长对中医持怀疑态度，犯了民族虚无主义的严重错误。1954 年，毛泽东主席作出重要批示："中药应当很好地保护与发展。我国的中药有几千年历史，是祖国极宝贵的财产，如果任其衰落下去，将是我们的罪过；中医书籍应进行整理……如不整理，就会绝版。"同年，发出"西医学习中医"的号召，指示要抽调 100—200 名医科大学或医学院的毕业生跟师有真才实学的名中医，经过学习提高，努力打通中西医的壁垒，打造中国真正统一的医学。毛主席的指示发出后，全国掀起了西医学习中医的热潮。

1955 年 12 月，从全国抽调了多位名中医，成立了中医研究院。毛泽东主席还接见了第一任院长鲁之俊。研究院成立的同时，全国首届西医离职学习中医研究班举行开学典礼，共有 84 名全国各地选送的高等西医药学校毕业生和具有临床经验的西医师来院报到。全国首届西医离职学习中医研

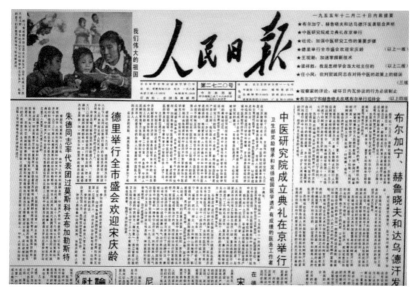

1955 年 12 月 20 日《人民日报》对中医研究院成立的报道

究班，简称"西学中班"。西学中班学员重点学习中医理论和经典著作，又通过临床实习，亲身实践，见证了中医诊治疾病的独特疗效，深刻意识到了学习中医的必要性与重要性。

1958 年 6 月，为期两年半的学习结束了，84 名学员中有 8 人中途调离，实际结业 76 人。这批学员后来大都成了中医科研、医疗和教学骨干，在中医药战线上发挥了重要作用。之后，中医研究院举办了第二、第三期西学中班。诺贝尔奖获得者屠呦呦就是第三期西学中班学员。除北京外，卫生部还在上海、广州、武汉、成都、天津举办了 6 个西学中班。已故第二届国医大师尚得俊先生也是全国第一批西学中班的学员。据尚老回忆，1956 年初夏，由于工作勤奋，他被选派赴天津参加西学中班。为了尽快打通中医的"任督二脉"，他每天三四点钟就摸着黑起床，跑到教室"啃"古典文献。四大经典著作《内经》《伤寒论》《金匮要略》《神农本草经》，晦涩深奥，但半年时间就被他逐一攻克，拨云见日，终觉中医博大精深。正是在学习期间，他有一次在天津中医院见习，看到老师用针灸治疗血栓闭塞性脉管炎，颇受震动。正是这一小小的经历，使尚老确立了终生的学术旨趣——中西医结合治疗血栓闭塞性脉管炎研究。尚老通过 60 余载的辛勤耕耘，将中国传统医学与现代医学的理论、诊断和治疗融为一体，多次组织周围血管疾病全国学术会议，创立了我国中西医结合周围血管疾病学科。

　　1959 年 2 月以后，西医学习中医掀起了一个新的高潮，全国各地举办了多种形式的西学中班，培养了一大批中西兼通的新型人才、高层人才，包括国医大师唐由之、陈可冀等，为中国医学的发展做出了重要贡献，为扩大中医药学的国际影响和传播也发挥了巨大作用。

赤脚医生

赤脚医生向阳花，

贫下中农人人夸，

一根银针治百病，

一颗红心暖万家。

出诊愿翻千层岭，

采药敢登万丈崖。

……

　　这是 20 世纪 70 年代电影《红雨》的主题曲《赤脚医生，乡村里的向阳花》，这首歌在大江南北广泛传唱，颂扬了当时农村基层医务工作者——赤脚医生。赤脚医生的出现，与血吸虫病防治有关。

　　20 世纪 50 年代，江南多个省市血吸虫病流行猖獗，在上海宝山县流传着这样一首民谣："人死无人抬，家家哭声哀，屋倒田地荒，亲戚不往来。"1953 年，最高人民法院院长沈钧儒在太湖疗养时，发现这一带血吸虫病流行极为严重，心急如焚。

　　1953 年 9 月 16 日，沈钧儒给中共中央主席、中央人民政府主席毛泽东修书一封，反映这一情况，并附了有关材料。毛泽东看到这封信后，非常重视，于 9 月 27 日给沈钧儒写了一封回信，信中说："血吸虫病危害甚大，须着重防治。大函及附件已交习仲勋同志负责处理。"此后，毛主席始终记挂着血吸虫病的防治问题。

通过更广泛的调研，毛主席发现血吸虫病是危害人民健康很严重的疾病，1000 多万人受害，1 亿人受威胁，严重影响着农业生产，危及民族的健康和繁荣。

1955 年 11 月，毛主席在杭州主持召开中央工作会议。会上，毛主席提出："一定要消灭血吸虫病！"会后，毛主席一直在关注着这项工作的进展，他一面号召、部署和检查这项工作的贯彻执行情况，一面又去向有关专家学者调查研究彻底消灭血吸虫病的意见与科学方法。

1956 年，中央将除四害、讲卫生、消灭危害人民健康最严重的疾病，列入了《全国农业发展纲要》。通过几年的奋斗，我们在消灭血吸虫病问题上，终于创造了新中国公共卫生事业的一个奇迹。

1958 年 6 月 30 日，《人民日报》报道了江西省余江县首先消灭了血吸虫病的喜讯。看到这个消息，毛主席也和全国人民一样，心情激动不已。他欣然命笔，一挥而就写成七律二首《送瘟神》的不朽诗篇。

读六月三十日《人民日报》，余江县消灭了血吸虫。浮想联翩，夜不能寐。微风拂煦，旭日临窗，遥望南天，欣然命笔：

> 绿水青山枉自多，华佗无奈小虫何！
> 千村薜荔人遗矢，万户萧疏鬼唱歌。
> 坐地日行八万里，巡天遥看一千河。
> 牛郎欲问瘟神事，一样悲欢逐逝波。

> 春风杨柳万千条，六亿神州尽舜尧。
> 红雨随心翻作浪，青山着意化为桥。
> 天连五岭银锄落，地动三河铁臂摇。
> 借问瘟君欲何往？纸船明烛照天烧。

在同血吸虫病等传染病斗争的过程中，基层农村医疗卫生人员匮乏的问题充分暴露。1965 年 6 月 26 日，卫生部部长钱信忠在关于农村医疗现状的报告中就此问题的严重性向中央做了汇报。毛主席听完这个报告后，指示说："应该把医疗卫生工作的重点放到农村去！""培养一大批'农村也养得起'的医生，由他们来为农民看病服务。"

之后，上海市尝试在农村选拔有一定文化基础的青年，开始办医学速成培训班。学员学成后，便回公社当卫生员。因为这些特别的医务人员要一边劳动一边随时准备为社员看病，南方水田多，他们经常要"赤脚"在稻田中看病，有别于医院里坐诊的医生，所以被农民叫作"赤脚医生"。

"治疗靠银针，药物山里寻。"银针和草药是赤脚医生的两件宝。当时普遍流行"三土四自"的诊疗方式，即：土医、土药、土办法，自种、自采、自制、自用。这些中草药和针灸等诊疗技术，极大降低了医疗成本，较好地满足了农民的医疗需求。他们没有国家正式编制，是半医半农的卫生员，在医疗资源匮乏的年代里，凭着为人民服务的极高热情，背着印有红"十"字的药箱，行走在田间地头，用极其简陋的医药设施，担负起了数亿中国农民的基本医疗卫生保健事业，在人民群众的心中留下了永远的温暖。

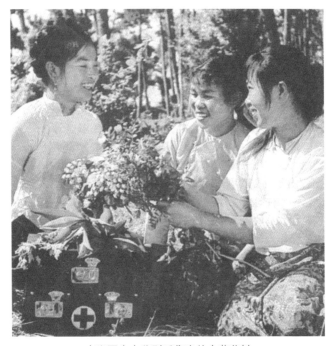

赤脚医生在鉴别采集来的中草药材

20世纪70年代末，世界卫生组织高级官员到中国农村实地考察，把中国农村的合作医疗称为"发展中国家解决卫生经费的唯一典范"。联合国妇女儿童基金会在 1980—1981 年年报中称：中国的赤脚医生制度在落后的农村地区提供了初级护理，为不发达国家提高医疗水平提供了样板。

针刺麻醉

1972 年 2 月 24 日，美国总统尼克松首度访华，具体行程提出要参观针刺麻醉手术。后来，我方安排访华团成员及记者在北京医学院第三医院观看了针刺麻醉肺叶切除手术的全过程，画面由通信卫星直接传到美国……

针刺麻醉，简称"针麻"，又称"针刺经络穴位麻醉疗法"，是指在外科手术中采用针灸进行麻醉的方法。该方法的探索始于 20 世纪 50 年代中叶，1955 年前后，我国已经普遍地将针灸用于小手术的辅助镇痛。1958 年开始，上海、陕西的有关医疗单位率先探索用针麻配合西医手术。1958 年 8 月 30 日，上海市第一人民医院耳鼻喉科住院医师尹惠珠在为扁桃体病人手术时，尝试在病人双侧合谷穴进行针刺。在没有注入任何麻醉药的情况下，顺利地完成了病人的扁桃体摘除手术，整个过程中病人没有感到明显疼痛与不适。

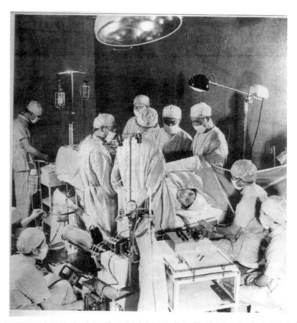

中国医学科学院阜外医院用针刺麻醉进行体外循环心内直视手术

同年 9 月 5 日，上海的《解放日报》以《中医针灸妙用无穷，代替止痛药两针见分晓》为题，公开报道该院采用针刺代替药物麻醉，摘除 13 例扁桃体获得成功的消息。随后这一具有探索性质的技术在陕西、湖北等省份推广应用，手术种类涉及临床各科中小型手术 90 余种，如脑瘤摘除术、二尖瓣分离术、胃切除术、子宫切除术等。到 1959 年年底，全国 12 种公开的医学杂志上，发表了近 30 篇关于针麻的文章。这就是我国针刺麻醉发展史上的第一个"针麻热"。

1971 年 7 月 18 日新华社首次向全世界正式报道了"我国医务工作者和科学工作者创造成功针刺麻醉"的消息，评论说针麻技术突破了外科手术必须使用麻醉药物的旧框框，具有安全、简便、经济、有效的特点，累计病例 40 多万。报道指出"从针刺治疗到针刺麻醉，是中国针灸学发展史上的一次飞跃，使历史悠久的中国医药学大放光彩。针刺麻醉的出现和发展，将推动人们进一步探索经络学说等中医基本理论的实质，同时对现代生理学、生物化学、解剖学等基本理论学科也提出了新的研究课题"。消息一出，引来全世界的关注。

7 月 19 日，《人民日报》头版刊载《中西医结合的光辉范例——欢呼我国创造成功针刺麻醉》一文，报道上海市第一人民医院、第一结核病总院、工农兵医院分别用针刺麻醉成功地进行扁桃体摘除、肺叶切除和脑外科手术的情况。上海市可以做手术的医院有 90% 以上运用针刺麻醉。同日，《解放日报》《文汇报》全文转载。1971 年 9 月，中央理论刊物《红旗》杂志特辟《关于针灸与针刺麻醉原理讨论》专栏，刊出针刺麻醉理论原理讨论文章。到 1979 年底，仅在国内开展的针刺麻醉数量就从 1971 年的 40 万例增加到 200 万例。

同期，有一个重大外交事件在秘密进行，即美国总统国家安全事务助理基辛格博士于 1971 年 7 月 9 日至 11 日秘密访华。中美双方就美国总统尼克松访华一事达成协议，7 月 16 日《人民日报》发布了会谈《公告》，透露了尼克松总统希望访问中华人民共和国的信息。周恩来总理代表中华人民共和国政府邀请尼克松总统于 1972 年 5 月以前的适当时间访问中国。

会谈之前，为了给中美关系的突破做舆论准备，外交部报经周恩来总理批准，请来了美国《纽约时报》的著名记者詹姆斯·赖斯顿。7月8日赖斯顿到达广州，7月10日乘车到北京。7月17日上午，赖斯顿突然得了急性阑尾炎，被送到反帝医院（即协和医院，尼克松访华后又改为首都医院）做了手术。一位年轻的中国针灸师为他成功解除了术后不适症状。之后，赖斯顿开始对中国医药针灸大加宣传。7月26日，《纽约时报》头版刊载了赖斯顿写的《现在让我告诉你，我在北京的阑尾炎手术》，文章介绍了他亲身体验针刺镇痛的经历，在美国引起轰动。

正是这些原因，美国总统尼克松首度访华时，代表团提出要参观针刺麻醉手术。关于当年的具体情况，中日友好医院原院长、著名胸外科和针麻手术专家辛育龄教授回忆：1972年2月初，周总理指派叶剑英元帅亲自观察针麻肺切除手术，检查针麻手术的可靠性，为尼克松访华参观针麻手术做准备。2月24日上午8：30，美国四星上将黑格将军率领随团官员和美国新闻媒体共30余人到达医院，他们在手术前非常认真查看了病人的精神状态，随即一同进入手术室。这是一位右肺上叶支气管扩张症患者，预定在针麻下采用前切口做右肺上叶切除术。从病人接受针刺穴位、捻针诱导到开胸手术，外宾看到病人神志清醒，平静无恙，没有痛苦的表情，由衷地赞叹。记者们反复询问了病人在术中的感觉，并将病人在术中呼吸、心律、血压等显示数据全部作了摄影和记录。手术完成后患者坐在手术台上，轻松自如地回答了记者们的询问。送走患者后，手术医师就外宾提出的有关针麻镇痛原理、针刺操作技术和手术病人的选择以及准备工作进行了如实解答。尼克松总统的医生沃尔特·塔卡说："中国的针刺麻醉手术在美国早有传闻，多数人不相信。今天我们看了针刺麻醉肺切除的全过程，镇痛效果是真实的"。《纽约时报》记者也说："我不再认为是神话了。"最后黑格将军讲话："针麻手术效果令人信服，给我留下深刻印象。"

有关报道再一次引起美国民众的浓厚兴趣，特别是美国医务界人士开始学习使用中国针灸。"针灸热"使美国民众对针灸的需求激增，相应的美国针灸业也应运而生。1972年起，美国各地出现针灸诊所。

美国总统尼克松访华无疑是20世纪最重要的新闻之一,有关消息、照片、实况通过专用卫星传遍全世界。针灸由此在全世界范围广为人知。

中医"7856部队"

1976年10月"四人帮"被粉碎,"文化大革命"结束,百业待兴。1978年6月崔月犁出任卫生部副部长,分管医学高等教育和中医工作。崔月犁上任后,组织专门人员对中医药发展现状进行了深入调研,通过调研,发现"文革"期间中医发展受到严重冲击,一大批中医药专家被迫害,中医医疗机构被解散,中医从业人员数量与素质严重下降,中医药人才队伍后继乏人,现存中医医院西化,中医药事业日渐式微。

为了解决中医发展面临的严重问题,卫生部组织了以吕炳奎为主的工作小组,撰写了《关于认真贯彻党的中医政策,解决中医队伍后继乏人问题的报告》。报告详细反映了当时中医药的现状,并提出了8条建议,主要内容包括纠正态度,办好中医院校,整顿中医院,加强中医研究,组织西医学习中医,从基层选拔有真才实学的中医人才等。1978年9月7日,报告转呈给中共中央副主席、国务院副总理、全国政协主席邓小平,他批示:"这个问题应该重视,特别是要为中医创造良好的发展与提高的物质条件。建议以中央名义加一批语转发下去。"9月24日,中共中央以转批《关于认真贯彻党的中医政策,解决中医队伍后继乏人问题的报告》的形式发布了中共中央〔1978〕56号文件。文件下发后引起了各级党政部门的重视,全国中医界受到了极大的鼓舞和振奋。11月2日,《人民日报》发表了《大力加快发展中医中药事业》的社论,《光明日报》发表了《重视中医　发展中医　提高中医》的社论。 1978年12月5日,卫生部在北京召开了全国中医处长座谈会,听取了全国各地贯彻56号文件的情况。会后不久,卫生部、国家劳动总局发出通知,为贯彻中共中央〔1978〕56号文件,认真落实党的中医政策,解决中医药人才队伍后继乏人的问题,决定从集体所有制医疗机构和散布在城乡的民间医生中选拔出一万名具有真才实学的中医药人员,转为全民所有制人员，以充实加强中医药教学、科研和医疗机构。通知下发后，在业界迅速引起强烈反响，这是新中国第一次大规模、大范围地从民间选拔中医药人才。

选拔考试由各省市组织，报考条件不受限制，不论学历背景，不论职业种类，只要通过考试，就会量才使用。考试分为初试和复试，初试考查中医基础理论、中药、方剂、临床病例分析（中药人员免）；复试考查口试和论文，对中药人员考查鉴别和加工炮制。在这次考试中，一大批热爱中医药事业，勤奋好学，功底扎实，技术全面的基层中医人才得以脱颖而出。后来人们常将这批没有正规学历背景，来自民间的草根中医人才，称为中

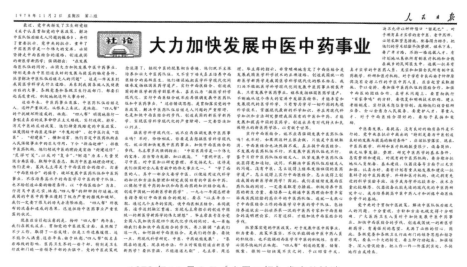

1978 年 11 月 2 日《人民日报》发表的社论

医 "7856 部队"。他们名家辈出，第二届国医大师孙光荣、第三届国医大师熊继柏就是其中的佼佼者。

这次考试全国实际录用人员多达 2 万余人，使得大量中医药人才得以进入高层次中医科研、教学、临床机构，生活、工作条件得到很大改善，激发了广大中医从业人员的热情，也为高等中医院校输送了大量的人才。

衡阳会议

首届国医大师邓铁涛先生曾说："衡阳会议是改变中医从属地位的开始，是贯彻党的中医政策的典范。人民会永远记住这一次会议。"

1982年4月16日，湖南省衡阳市烟雨迷蒙，这座小城迎来了几百名远方的来客。他们来自全国各地，多数是"文革"后重新出来工作的中医界的干部和名老中医，此行目的是参加"全国中医医院和高等中医教育工作会议"。就在这次大会召开之前，关于"如何对待中医"，卫生部门仍然存在截然不同的两种意见。有人认为："声光化电奔前走，何必老牛拉破车，现在这个时代提倡中医等于倒退。"以中医界人士为主体的另一派则大声疾呼："中医千百年来取得的疗效就是实践检验过的真理。"

大会开幕后，代表们对中医的现状和发展展开了热烈的讨论。时任卫生部中医司司长吕炳奎提出：缺乏中医特色是当时中医教育的显著问题。扭转中医的西医化现象，刻不容缓。中医教育要坚持发扬中医特色，以中医为主。他的观点得到了卫生部副部长崔月犁的高度赞扬和全国中医同道的热烈拥护，成为日后振兴中医的重要论据。吕炳奎还提出中医、西医、中西医结合三支力量并重，长期并存的基本方针。大会经过多日的讨论，通过了《关于加强中医医院整顿和建设的意见》《全国中医医院工作条例（试行）》《努力提高教育质量，切实办好中医医院》3个文件，强调中医药工作是当前卫生事业的短板，必须从政策、财政等方面加大扶持力度，加快发展步伐；强调中医医院和中医学院要保持中医特色，重视中医的传承和中医队伍的培养提高；提出了突出中医特色，发挥中医药优势，发展中医药事业的根本指导方针，为中医药事业的发展指明了前进方向，成为中医药事业迈过"生死存亡"门槛迎来迅猛发展的转折点。

会议结束前，崔月犁发表了重要讲话，这个讲话稿是根据崔月犁的意见由《健康报》中医部主任邢思邵反复修改而成，题目为《我们要在中医事业上有所作为》。崔月犁在讲话中明确指出，中医工作的障碍来自干部。他说："中医工作是一件很麻烦的工作，采取什么态度是很重要的……我们卫生行政部门是有重西轻中的思想和做法的，重视西医是对的，但轻视中医、限制中医不对，应当改正。""时至今日，那些仍然认为中医药学不科学，对中医工作鄙视、歧视、不屑一顾的态度，口头上赞许而实际行动上排斥或者听之任之的态度，都是错误的。"

针对质疑、贬低中医科学性的观点，崔月犁指出，要"高举继承和发扬祖国医药学的旗帜，高举继承祖国优秀科学文化遗产的伟大旗帜，发扬爱国主义精神，坚定不移地把这项事业办下去"。同时，他也批评了所谓要搞纯中医，排斥西医和中西医结合的错误认识，说："这完全是一种误解。世界上没有什么纯而又纯的东西。各个学科都是在发展中相互学习、相互渗透、互为补充、互为所用的。中医、西医都不是完美无缺的，同样要在发展中不断前进——中西医团结，是我们一贯的方针。中西医要互相学习、互相促进，我们不仅过去提倡，现在提倡，今后仍然要提倡。中西医结合的方针要认真贯彻。"

关于中医的传承与发展，崔月犁旗帜鲜明地提出：中医的唯一出路是保持和发扬中医特色。要保持和发扬中医特色、反对走中医西化的路，中医

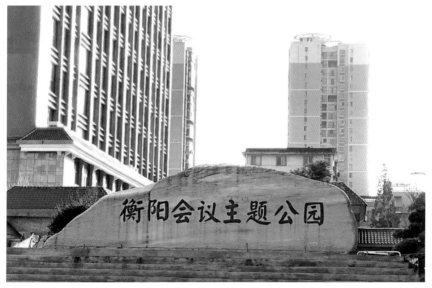

衡阳会议主题公园

医院在诊断、急救、治疗、护理和营养方面要真正反映中医的特色，须办成名副其实的中医医院，而不是中西医结合的医院，更不是西医院。中医院必须坚定地"姓中不姓西"。中医学院培养出来的学生实习基地是中医医院，而不是西医的综合医院。政府应该针对中医的发展增加经费，必须建立中医医院特有的工作条例等。

　　崔月犁的讲话坦诚而客观，把多年来卫生部门不重视中医的问题在全国性会议上摆了出来。报告凝聚了他多年对中医工作的调查和思考，其中讲到中医被西化的现象时，他借用剧院打了个比喻："外边挂的牌子是梅兰芳，里边唱的是朱逢博。"这段幽默而形象的比喻后来成为批评中医西化的经典语句。崔月犁的讲话结束时，雷鸣般掌声数分钟不息。与会者感慨万千，群情激昂。中医人多年来沉积在心底的压抑、不满、迷茫在那一刻得以疏解，对中医事业的信心得以重新树立。在会后的讨论中，代表们激动地说：中医得救了！

　　4月23日，也就是工作会议结束的第二天，《人民日报》在第四版报道了会议内容。从这天起，卫生部对中医的鲜明立场传遍大江南北。"振兴中医"的响亮口号鼓舞了整个中医队伍。也是从那天起，中医院和高等中医药院校建设进入发展快轨道。同年，"发展现代医药和我国传统医药"被写入《宪法》，明确了中医药在我国卫生事业中的地位和作用，为中医药事业发展提供了法律依据。"衡阳会议"成为中医事业发展的里程碑，为中医从业人员注入了事业信心，成为中医界永不忘怀的历史丰碑。

刘惠民施惠于民

　　1957年7月，中共中央在青岛召开各省市党委书记会议。会议期间，热爱游泳的毛主席来到了青岛海湾，由于前不久下了几场雨，海水温度很低。一天午后，毛主席游完了泳，回到迎宾馆不久突然发烧了。这次病情来得突然、严重，打乱了既定的工作安排。随行医生立即用西药治疗，结果毛主席的病情反倒更加严重了，咳嗽加重，身上没有力气，头晕，不想吃饭，晚上睡不着觉。连续服药数日，病情不见好转。

因为会议还没结束，而且很快就要到"八一"建军节，按照原定的计划安排，毛主席还要参加中国人民解放军建军 30 周年的海上大阅兵，可毛主席的病情显然不能正常主持这些工作。这一下子可让随行工作人员急坏了。正在大家焦急之时，山东省委第一书记舒同来找随行医生，对他说："济南有一位中医刘惠民大夫，医道很好，可以请他来看看。"征得了毛主席的同意后，刘惠民很快便被专机接到了青岛。

毛主席请刘惠民坐下，还风趣地说："你是施惠于民了。请你来给我看看。"刘惠民先诊了脉，又看了看舌苔，说："这是风寒内阻，不得外泄，只要表一表，驱出风寒，就可以好。"三天之后，真如奇迹一般，主席的感冒症状完全消失，睡眠也得到改善。大家都很高兴。毛主席平时很少赞扬人，这次却情不自禁地说："我 30 多年没有吃中药了，这次感冒总是不好，刘大夫的两剂中药解决了问题。中医中药好，刘大夫的医术也好啊！"当年的 11月，刘惠民以随团保健医师的身份，跟随毛主席为首的中国共产党代表团，参加了莫斯科十月革命节庆祝大会，并为苏联的一些领导人诊病。

刘惠民（1899—1977），原名承恩，字德惠，号惠民（后以号为名）。山东省沂水县黄山乡胡家庄人。祖父、外祖父、舅父都是当地颇有名气的医生。刘惠民自幼耳濡目染，酷爱医学。因家中经常接触前来就诊的病人，看到病人的痛苦表情，他从小就产生了学医为病人解除痛苦的想法。祖父曾教导他，学好国文是学医的重要基础，于是，他苦读经史子集，国文功底日渐深厚。

他 16 岁拜同村中医李步鳌为师，初入杏林。刘惠民不但聪颖好学，而且学医济世的志向坚定，深得李步鳌的欣赏，认定他将来必有所成。20 岁时，经朋友介绍，他远赴奉天（今辽宁沈阳），在张锡纯先生创办的立达中医院学习、工作，接受了中西医汇通的系统教育。张锡纯常说"学医者为家温饱计则愿力小，为济世活人计则愿力大"，"人生有大愿力，而后有大建树"。这句话对刘惠民影响至深，他立志要成为怀仁爱之心、济世活人的大医。

1925 年，27 岁的刘惠民在家乡创办协济学堂，一边传授医学知识，一边为乡亲们诊治疾病。刘惠民为自己立下规矩：为穷人看病，随叫随到，不论远近都不坐车，十里之内不在病人家吃饭，药费诊费酌情减免。因他医德高尚，医术精良，病人都称他为"活菩萨"。1931年"九一八"事变后，刘惠民积极参加抗日救亡活动，在沂水县西部山区办起了沂水县乡村医药研究所及中国医药研究社，招收学员36人，自编教材，亲自授课，以培养专业人才，供国家之急需。抗日战争全面爆发后，于1938年参加八路军，任山东人民抗日游击第二支队医务处主任，后任山东卫生总局临沂卫生合作社社长、鲁中南新鲁制药厂经理等职。为适应战争需要，他尽量将中药汤剂改制为片剂或药丸，并亲自制作模具，教药剂人员制药。至新中国成立前夕，先后制出疟疾灵、金黄散、救急散、救急水、牛黄丸等成品药近百种，为发展根据地和解放区的医药事业做出了贡献。新中国成立后，他竭力为发展祖国的中医事业奔波忙碌，经他倡导、筹备，先后建立了济南中医诊疗所（后改为济南市中医院）和山东省中医医院。1955年起，开始担任山东省卫生厅副厅长，主管全省中医药事业恢复和发展工作。1958年，刘惠民筹建并创办了山东中医学院（现山东中医药大学），并担任首任院长。

　　刘惠民一生为中医事业呕心沥血，是山东省中医教育、科研事业发展的开创者和奠基人。

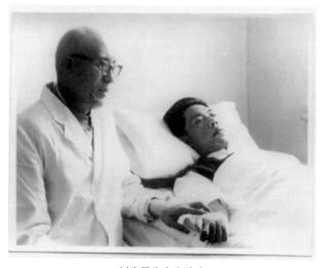

刘惠民为患者诊病

百岁国医邓铁涛

2003年4月21日，对于当时只有12岁的小林来说，是一个终生难忘的日子。这一天他不仅从死亡线爬了回来，还见到了给予他第二次生命的邓铁涛爷爷。

小林患的是重症肌无力，这是一种自身免疫性疾病，表现为全身骨骼肌的无力，随着病情的发展，会出现呼吸困难等危象。小林的病情日渐危重，在湖南当地医院医治无效，他的父母变卖了所有家产，抱着一线希望来到了广州中医药大学第一附属医院。5天的抢救后，钱花完了，绝望下只能放弃治疗。时年87岁的邓老听到这一消息，第一时间赶到了ICU病房，拿出身上的5000元，先垫付了医药费，并参与救治。在医护人员的共同努力下，小林脱离了生命危险。4月21日，邓老来到ICU病房看望小林，插管不能说话的小林在纸上歪歪扭扭地写道："邓爷爷，你为什么要救我？"邓铁涛半开玩笑地说："学雷锋，希望你长大报效祖国。"4月28日小林脱离呼吸机，5月12日转入普通病房，5月19日自行吞咽饮食……6月9日，孩子痊愈出院。邓铁涛救治小林的佳话传遍家乡。

邓铁涛（1916-2019）幼年即立志修习医术，救死扶伤。1932年9月，他考入广东中医药专门学校，系统学习中医理论，先后师从陈月樵、郭耀卿、谢赓平等名家。1937年8月，邓铁涛完成学业，开始了漫长的从医之路。邓老在80余年的中医科研教学生涯中，博古通今，守正创新，治好了很多疑难危重病症，不少都是西医治疗无效者。拿重症肌无力

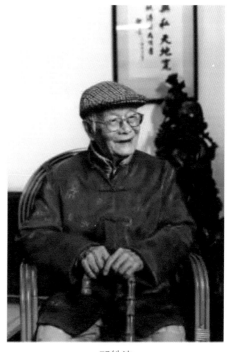

邓铁涛

来说，他提出从补脾健胃着手，为治疗这一世界难题提供了中医方案，带领广州中医药大学第一附属医院团队成功抢救重症肌无力危象患者超过百人次。

从医 80 年，邓铁涛不仅用仁心仁术践行大医精诚；更每每在中医药事业发展的重大节点，数次建言献策，挽救中医于危难之际。1984 年，中医发展出现停滞甚至滑落的现象，邓铁涛当时承担徐向前元帅的保健工作，他向徐帅提出："我帮您看病，您要救中医。"他在给徐向前的信中写道："中医药在相当长的时间里没有得到重视，出现后继乏人、乏术的局面。如果再不花力气去抢救中医学，等现在的老中医都老去，再去发掘就迟了。发展传统医药已明文写入《宪法》，但我们失去的时间太多了，必须采取果断的措施，使之早日复兴。"徐向前读后加了指示意见，很快转达相关领导及部门。据《人民日报》报道，当时胡耀邦的批示内容为"认真解决好中医问题"。不久，国务院同意成立国家中医药管理局。1986 年 12 月，国家中医管理局正式挂牌成立。

1990 年，中央机关进行机构精简，中医药管理局拟在精简之列。8 月 3 日，邓铁涛联合方药中、何任、路志正、焦树德、张琪、步玉如、任继学七位著名老中医，一起上书中共中央总书记江泽民，请求"国家中医药管理局的职能只能增加，不要削弱"。当年 10 月 9 日得到答复："同意加强国家中医药管理局管理全国中医药工作职能。"最终，中医药管理局被"保下来了"。这就是感动激励着年轻中医人的"八老上书"。

1998 年，在全国盛行西医院校合并中医院校，邓老再次联合七位老专家联名上书给朱镕基总理，提出对中医、西医不能抓大放小，西医是壮年，中医是少年，你抓大放小，中医就活不了。朱镕基总理批复了建议，合并现象及时被制止。

2003 年，非典爆发，邓老以"中医是一个武器库，中医应在'非典肺炎'治疗中发挥作用"，再次上书时任中共中央总书记胡锦涛和时任国务院副总理吴仪，建议中医介入抗击"非典"。这一建议得到批复，中医力量介入到了"非典"防治中，不仅取得重大成绩，邓老及其团队还创下了"零死亡、零感染、零后遗症"的奇迹。

2008 年 10 月 28 日，邓老因其卓著的学术成就及社会声誉，众望所归地当选为首届国医大师。

2019 年 1 月 10 日早晨 6 时 06 分，103 岁的邓老仙逝，这位终身为我国中医学术事业奔走、奋斗老人的离开，让整个中医界为之动容。邓老亲自选定的挽联上书"生是中医的人，死是中医的魂"。

青蒿素：中医药献给世界的礼物

一株毫不起眼的小草，一位八十多岁的老人，历经半个世纪的风霜雨雪，在 2015 年 10 月诺贝尔奖获得者名单公布的时刻，被全世界人民熟知。因为她，全球数百万生命得以幸存；因为她，古老的中华本草再次熠熠生辉。

这是屠呦呦和青蒿素的抗疟传奇，是中医药献给世界的礼物。

疟疾俗称"打摆子"，是由疟原虫引起的，以间歇性高热、寒战、多汗为主要表现的传染性疾病，主要通过蚊虫叮咬传播，重症疟疾能在数小时内夺走人的生命。

抗疟是世界人民共同面临的课题。第一种抗疟成药源自南美洲的金鸡纳树皮，由秘鲁原住民发现，后来传到欧洲。1820 年，法国化学家从金鸡纳树皮中提取出了奎宁，将其作为主要抗疟药。1940 年前后，氯喹出现，取代了奎宁，与此同时，抗药性疟疾开始出现并蔓延。全球特别是发展中国家急需更有效的治疗来控制疫情。

我国对疟疾的认识由来已久，早在《左传》中"疟"就被作为一种单独病症。汉代《神农本草经》中最早记录了恒山（即常山）的截疟功效。现代抗疟药物的研究开始于 20 世纪 60 年代。时值越南战争爆发，恶劣的战乱环境导致疟疾大肆流行，北越政府难以控制局面，遂向中国求援。于是，在毛泽东主席和周恩来总理的指挥下，召集中国大陆顶级科学家组成研发专项组，正式着手于项目代号为"523"（启动会议的召开时间是 1967 年 5 月 23 日）的抗疟药物研究工作。

1969 年，北京中医研究院加入该项目，39 岁的屠呦呦被任命为研究组长。少年时代的屠呦呦曾见到中草药治愈疟疾的神奇疗效，便把研究的目光锁定在中药。他们从中医古籍入手，结合当代名老中医的经验，广泛收集治疗疟疾的验方，从中整理出 2000 余个供内服、外用的中药组方。以此为基础，精选摘录出 640 个疗效可靠的抗疟药方，汇编成《疟疾单秘验方集》。然而，单单检索出抗疟方剂远远不够，他们要做的是根据药方，筛选可能具有抗疟作用的单味中药，想从中药里提取出最有效的抗疟成分，以此来应对疟疾的大范围流行。这本《疟疾单秘验方集》，包括动物药、植物药、矿物药在内，共涉及中药 3200 余味。青蒿这株小草，正默默地躺在浩如烟海的资料中。

屠呦呦最初的目标是常山。提纯之后，发现常山碱的抗疟效果是奎宁的 150 倍。但是常山碱的副作用非常明显，服用之后会出现剧烈的恶心呕吐。经过多次尝试，她再三调整药物配伍，都无法消除这一副作用，因此常山的实验以失败告终。

接着屠呦呦欣喜地发现，胡椒提取物对疟原虫的抑制率达 84%。但是

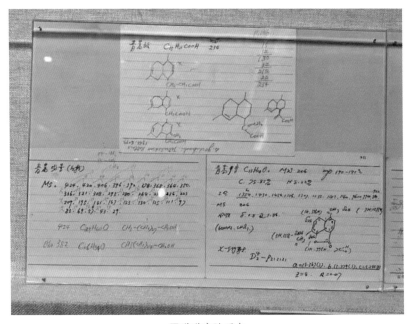

屠呦呦实验手卡

经过进一步研究，证明胡椒提取物只能改善疟疾症状，并不能彻底杀灭疟原虫。他们制备的成药样品，经过测验，疗效甚至远不及当时已经淘汰的氯喹。研究项目又一次陷入困境。

屠呦呦没有就此放弃，她坚信中医药这座巨大的宝库中，一定有他们探求的"宝藏"。于是她夜以继日地反复钻研《黄帝内经》《伤寒杂病论》《神农本草经》等诸多中医典籍。

终于有一天，青蒿进入了屠呦呦的视线。那是一个记载于葛洪《肘后备急方》中极为普通的单方，只有青蒿一味药，列于截疟方中。采用常规方法提纯之后，青蒿的抗疟效果却不尽如人意。一方面，屠呦呦请教中药学专家，了解到我国青蒿有两个品种——青蒿与黄花蒿，学名为黄花蒿者，才是本草古籍中记录的具有截疟功效的青蒿；另一方面，她再次深入温习中医典籍，反复探求实验失败的原因。书中"水渍""绞取汁"的制药方法启发了屠呦呦，或许是青蒿的萃取方式不尽合理，导致有效成分失活？随后，屠呦呦带领研究组，开始尝试调整萃取方法。他们先是试验了不同溶剂物，又调整了配伍比例，最终在低温下用乙醚成功提纯黄花蒿，且提取物对疟疾的抑制率达到了100%。但是研究还没有结束，他们需要从乙醚的中性提取物中再次分离提纯，得到有效的单体。在经历了第191次失败之后，1972年11月8日，一种无色晶体诞生了，这就是后来的"青蒿素"。

青蒿素的发现使在我国本土开展的科学研究实现了诺贝尔奖零的突破，也彰显了中医药的伟大和神奇。然而，有学者指出，青蒿素源于黄花蒿，并非中医古籍记载的青蒿，声称这次的成功与中医药并无关联。这样的观点无疑是狭隘的。实际上，历代中医本草取用的青蒿，就是现代植物学中的黄花蒿。最初古人用药未详加区分，随着本草学的不断发展，他们发现青蒿有两个品种，在颜色、气味、功效上各不相同，并列出用药时的鉴别方法，取用色黄者入药。而"青蒿"已成为本草的习惯叫法，因此在明确黄花蒿为正品药物之后，青蒿之名被保留下来。

中医药的指导作用始终贯穿在屠呦呦团队的研究过程中。从抗疟药物的选定，到萃取方式的革新，无一不是受启发于中医经典理论。颁奖典礼上，屠呦呦十分激动地说："青蒿素，是中医药献给世界的礼物。"正是这样一位没有留学经验、没有博士学位的坚韧不拔的科学家，怀揣着笃信真理的满腔热血，亲身实践，推动中医药走向复兴。

诚然，青蒿素的应用形式与中医辨证论治的思路无关，但这恰恰是中医药在现代科学技术下的新价值。中医绵延着数千年的历史，具有顽强的生命力，它既保持着自身的特色，又能够适应时代的要求，在一代代中医人的传承中创新，与时俱进，生生不息。

中医抗疫立新功

历史的车轮滚滚进入 21 世纪，人类与病毒、细菌的斗争依然持续。中医在抗击疫病的战场上发挥自身优势，做出独特贡献。

战胜非典　大显威力

2002 年 11 月，一种全世界首次发现的烈性传染病暴发，在之后短短 5 个月内波及全球 27 个国家和地区，造成了 8000 人感染，死亡病例接近 800 人，是 21 世纪初极为严重的一次传染病。患者以发热、乏力、头痛、肌肉关节酸痛等全身症状为首发症状，随后出现干咳、胸闷、呼吸困难等呼吸道症状。严重者导致急性低氧性呼吸衰竭，并可迅速发展成为急性呼吸窘迫综合征。该病由新型冠状病毒引起，这种病毒与流感病毒有关系，但它非常独特，以前从未在人身上发现。因此国际上将此次流行的非典型肺炎又称为严重急性呼吸系统综合征（简称"非典"、SARS）。

由于疫情早期，医护人员对此病缺乏认知，没有采取有效的隔离措施，所以在部分医院出现了聚集性暴发的现象，甚至有医生和护士牺牲在防治非典的前线。2003 年 1 月 28 日早上，87 岁高龄的国家级名老中医邓铁涛先生与弟子邹旭去会诊一位危重俄罗斯患者。路途中，邹旭忧心忡忡地告诉邓老，他的妻子（急诊科护士长）感染了"非典型肺炎"已经 3 天了，高热不退。邓老在了解了病情与治疗情况后，果断提出要停用抗生素与激素，用中药治疗。邹旭回去按邓老指示把抗生素停掉，采用了中医辨证用药的救治思路。3 天后，他妻子体温正常，肺部的炎症改善，脱离了生命危险。

2003 年 2 月初，广州市非典型肺炎进入发病高峰期，疫情紧急。2 月 5 日，广东省中医院举行专家座谈会，邓老在会上对非典进行了分析，明确提出"春温伏湿"的观点。广东省中医院和广州中医药大学附属一院开始集中全院人力、物力支援抢救病人，同时还负担起广州以至全省西医院的会诊任务，广东中医界在邓老的引导下全线披挂上阵。邓老曾对广东省中医院院长吕玉波说："战胜非典，中医是个武器库。非典对于中医来说，是个挑战，也是个大显威力的机遇。"

在邓老的指导下，用中医治疗非典，广州的病患死亡率降成零。2003 年 4 月，香港特别行政区政府医管局几次派人考察广东中西医结合治疗非典病人的效果，4 月中旬正式邀请广东省中医院派中医支援香港。医院决定选派一直工作在救治前线的呼吸科主任林琳和院长助理杨志敏两位年轻专家去香港。临行前，邓老叮咛说："你们两位不是孤军奋战，身后有整个省中医院，有我们这班老中医在撑着你们，有什么困难，有什么事情，随时在晚上 7 点到 9 点钟来电话，我随时贡献智慧支援你们！"由于二人在香港出色的工作表现，受到香港对抗击非典医护界精英的嘉奖表彰，被评为有特殊贡献的中医师，获得了"抗炎勇士"纪念章。

抗击新冠，贡献"中国方案"

2020 年之初，新冠疫情在荆楚大地肆虐。1 月 26 日，农历大年初二，"中医国家队"奔赴武汉。初到武汉时，疫情形势正值最严峻的时刻。医院里人满为患，各类患者交织在一起，极易交互传染。深入了解情况后，专家组认为，要迅速采取措施，对疑似、发热、密接和确诊四类人，进行分类管理、集中隔离。还要采用"中药漫灌"的方式，让患者普遍服用中药汤剂。

虽然疫情日趋严重，但依然有人质疑中医药的疗效。专家组决定用事实来说话，他们顶着巨大的压力写了请战书，提出中医药进方舱，整建制承包方舱医院，按中医的理论指导治疗。2月12日，350余名医护人员组成中医医疗团队，进驻了武汉市江夏方舱医院。在这里，专家组确定了总体治疗方案，即对舱内大多数病人用协定的以清肺排毒汤和宣肺败毒方为主的通治方，辅以太极、八段锦和穴位贴敷的综合治疗康复措施，中医药全过程介入新冠肺炎救治。

武汉16家方舱医院累计收治患者超过1.2万人，每个方舱医院都配备了中医药专家，同步配送中药方剂，中药使用率达90%。江夏方舱医院收治的564名患者中无一例转为重症，无一例复阳。3月19日，武汉新增确诊病例、新增疑似病例、现有疑似病例首次全部归零。

中西医结合，中西药并用，在新冠疫情防控过程中，召之即来、来之能战、战之能胜的中医药人交出了一张漂亮的答卷。中医药的出色表现，成为新冠肺炎治疗"中国方案"的重要组成部分。